suncolor

SOUL MEDICINE

靈魂醫療

療癒奇蹟大解密，
喚醒內在豐沛的健康能量

Awakening Your Inner Blueprint for Abundant Health and Energy

Dawson Church　　　　**C. Norman Shealy**

道森・丘吉 ——— 著 ——— 諾曼・席利

謝宜暉 —— 譯

suncolor
三朵文化

本書讚譽

當未來世代回頭看，會以為二十世紀的常規醫學就像是扳著五根手指頭算數那樣，非常局促狹隘。值此之際，一種新醫學正在興起——這種醫學有多重視精神和意識，常規醫學就有多漠視它們。從這種未來醫學的角度來看，《靈魂醫療》是無價之寶。

——勞瑞·杜西（Larry Dossey）醫師

《平凡事物的驚人療癒力》

（*The Extraordinary Healing Power of Ordinary Things*）作者

這部引人入勝且紀錄詳盡的作品，為我們提供了關於神聖治療的原理與實踐的深刻見解。我一口氣讀完了這本書，因為一打開書，就再也停不下來。我強烈推薦！

——傑克·坎菲爾（Jack Canfield）

《心靈雞湯》（*Chicken Soup for the Soul*）共同作者

謹以本書獻給療癒領域的每一個人。

縱觀歷史，曾經目睹過苦難並決心奉獻自己的生命

來促進改變的靈魂，都是閃爍著神性光芒、最耀眼的人類典範。

目 錄
CONTENTS

第 **3** 部　**與宇宙共鳴的量子療法**

我們對世界的看法，高度受到信念的影響。一旦大腦相信某件事，就會由上而下傳遞指令，從而否決感官輸入的現實訊息。這也意味著，我們對訊息的感知方式，會改變大腦的狀態。

第 **4** 部　**能量、電、磁場與醫療**

電療有近兩千年的歷史，顛峰時期甚至聲稱能治療幾乎所有症狀；而電磁能的應用則可誘發或控制生物變化。不管是電療或磁療，都能透過調整人體的電磁場來改變能量狀態。但電磁場也可能成為壓力源，提高皮質醇的濃度。

第 5 部　**靈魂醫療的未來發展**

靈魂醫療正以前所未有的程度，成為醫療保健的一部分，
並進入公眾的意識之中。我們所描繪的醫療前景，將不再
只是鼓舞人心的願景而已，而是會成為既定的現實。

【推薦序】

靈魂醫療是未來醫療新趨勢

　　從定義上來說，療癒是一門神聖的藝術。幾乎所有的古代文獻，都將療癒藝術描述成一種神聖的過程；在這個過程中，要治癒身體之前必須先治癒心靈。當科技與化學醫療的潛力在本世紀後半葉加速發展時，療癒的「精神」就被破壞了。也就是說，對於療癒是一門神聖藝術的覺察，被更科學的方法掩蓋了。儘管這不是科學界有意為之，但隨著化學醫療產生越來越多的具體結果，人們對於祈禱、信仰及愛等療癒力量，就越來越輕忽了。

　　在使用對抗療法的醫學界中，有三種內在品質仍然維持著崇高的地位；其中一種，就是信心。即使如此，信心的能量同樣會被導向支持可能治癒疾病的對抗療法上。信心的療癒力量被削弱及簡化成一種個人事務，對外在世界幾乎已經不具權威性。隨著科學和醫學的加速發展與茁壯，信心似乎成為一種更偏向宗教領域的資產了。

　　將科學思維帶入醫療界，一直以來都是重要的事。過去五十年間的研究，對於我們在人體的化學及生理學所需要具備的知識有著非常傑出的貢獻。然而，某種程度來說，神聖的珍貴作用已經淪為迷信及無法驗證的空想，完全從對健康有益或有害的重要因素中被

剔除了。

　　《靈魂醫療》這本書著眼的是人類內在的靈魂，以及靈魂在人體內的力量及其地位。作者帶領著我們，一起進入始於古羅馬及古希臘的神聖治療歷史。在這趟旅程中，除了檢視與療癒有關的宗教及宗教儀式、在這段時期出現的聖地之外，還介紹了當代的神聖治療，以及為了解靈療（例如祈禱與按手禮）效果而進行的研究。

　　這本書的作者將多元的角度匯集成一個統一的模式，對當代治療師在文化中所面臨的挑戰提出深刻的見解。作者從一九七二年開始尋找真正的治療師，探索了各種文化與靈性傳統，所收集到的資料堪稱是一部百科全書。這本不可思議的著作，是三十多年來許多天賦優異的治療師辛勤耕耘的產物，書中記載了他們成功與失敗的事蹟。

　　一九八四年我就認識了諾曼，儘管知道他是一位出色的醫師，但一想到他，我腦海中首先浮現的形象，是一位典型的研究科學家。他畢生的主要興趣，就是深入探索能量與人體的關係。本書的另一位作者道森・丘吉，則是在整體醫學上擁有令人驚嘆的豐富知識。他們在這些領域投注了一生的熱情，在這本書的每一頁都可以見出兩人的真誠與心血。他們鍥而不捨地調查了替代性神聖治療的技術（這是靈魂醫療的基礎），也分享了多年來對於一些當代傑出能量治療師的調查結果，以及他們的精彩故事。諾曼與丘吉認識許多這一類的治療師，因此才能夠以清晰和敏銳的眼光來描寫他們。

　　對於有意願了解治療本質的人而言，這是書案上不可或缺的一

本書。有越來越多的證據顯示，這個新世紀的主題就是療癒，以及
跟我們整個人生交織的各種神聖事蹟。諾曼‧席利與道森‧丘吉合
著的《靈魂醫療》，在這方面做出了寶貴的貢獻。

凱若琳‧密思（Caroline Myss）博士

第 1 部

尋找醫療奇蹟
的線索

The Trail of Miraculous Cures

意識在整個宇宙之中曖曖內含光，而我們的靈魂能將
局域性的自我與偉大的意識連接起來。經由意識，我
們可以連結到量子場，而在量子場中，凡事都有可能。

第 1 章

當靈性與科學相遇

　　「二十一歲的蜜雪兒是個活潑開朗的女孩，求診時抱怨她的膀胱痛得很厲害，還有頻尿和尿急的症狀。我幫她做了全面的醫學檢驗，但沒有發現任何異常——以我的專業標準來看，蜜雪兒的身體沒有毛病。然而，我也很清楚，蜜雪兒的疼痛是真的，身體出現的症狀也是真的。用膀胱鏡幫她檢查完後，我發現一切正常，於是冒昧地問她：『有時候出現這些症狀的女性，是因為曾經遭受過性虐待或性騷擾。妳有可能是這個原因嗎？』聽完後，她的眼角泛起了淚光。原來，蜜雪兒從三歲開始幾乎每天都被叔叔侵犯，一直到十歲才停止。

　　「我請蜜雪兒回想這些記憶，同時找出身體反應最強烈的部位。她說小腹和骨盆有刺痛感。我請她用一到十的疼痛等級來打分（一是最輕的程度，十是痛感最強），她給自己的疼痛感覺打了滿分十分。

　　「接著，我花了四十五分鐘使用一些簡單但效果顯著的情緒釋放技巧，來幫助蜜雪兒。然後，我讓她再次對身體的不適程度打分。她給了一分，疼痛幾乎完全緩解了。我鼓勵她全身都檢查一

遍，看看還有沒有其他地方有像先前一樣的不適感。無論她怎麼努力，也找不到身體不舒服的地方。這是因為造成情緒激動的回憶被釋出後，她的身體狀況發生改變了。她的膀胱痛消失了，而且從那次診療後的三年內都沒有再復發過。」

推翻基因決定論，不要被基因綁架

　　以上是加州凱薩醫療機構（Kaiser Permanente）的泌尿科醫師艾瑞克・羅賓斯（Eric Robins）所寫的病例報告[1]。這是一個透過非生理方式達成療癒的例子，其他還有成千上萬個類似的故事。除了大量軼事類的證據之外，如今也有大量且越來越多的科學研究，證實了心靈治療的原理。二十年前，以「靈魂醫療」為名的書，可能是一本形而上學的論述。但時至今日，這樣的一本書卻代表了最尖端的科學發現，正如你在接下來的篇章中將會看到的一樣。幾個世紀以來，所謂的神聖治療一直是神祕主義者、神父或江湖郎中的領地；但如今，它正在不斷吸引著全球最聰明、最有創新精神的科學研究人員紛紛投入。

　　他們的研究正在形成一場革命，推翻科學領域中一些最穩固、最堅實的原理。由五十兆個細胞所組成的人體，是從 DNA 藍圖誕生的。這個觀點在大眾文化及科學文獻中根深柢固，以至於幾乎每個星期我們都會讀到這個基因與這種行為有關，或者那個基因與那種特質有關。二〇〇五年十月二十八日，美國國家公共廣播電台

（National Public Radio）宣布：「今天，科學家宣稱他們發現了導致閱讀障礙的基因，那是六號染色體上一個名為 DCDC2 的基因。」第二天，《紐約時報》為同樣的發現寫了一篇長文，副標題為「研究顯示閱讀障礙是遺傳」。其他美國媒體也同聲附和了這個觀點。著名的美國精神科醫師史蒂芬・巴瑞特（Stephen Barrett）*將這個主流觀點，總結為「某些疾病是基因結構不可避免的結果」[2]。

　　事實上，關於命運早被寫入 DNA 密碼的整個觀念正在崩解。生物學家布魯斯・立普頓（Bruce Lipton）博士在他突破性的暢銷書《信念的力量》（*The Biology of Belief*）中指出，人類大約有 25,000 個基因。黑猩猩的基因數量也差不多。一種稱為「新桿秀麗線蟲」（Caenorhabditis elegans）的低等海洋蠕蟲，雖然每個樣本只有 969 個細胞（只有人類細胞數量的五千億分之一），卻有 24,000 個基因。跨國跨學科的人類基因組計畫剛推出時，研究人員預期至少會發現十二萬個基因，因為他們認為要創造出像人類這樣複雜的生物體，基本上就需要這個數量的基因來提供藍圖。然而，他們只發現了 23,688 個基因，大約是預期數量的五分之一而已[3]。

　　那麼，如果用來建構人體並創造出人類心靈及情緒這種複雜結構的訊息不是來自基因，究竟是來自哪裡呢？是什麼建構出神經系統及行為偏好這樣縝密的結構？答案必然不在基因裡，而現在科學才剛要處理這些令人望而生畏的大哉問。

---

* 編按：巴瑞特醫師是美國反醫療詐騙諮詢委員會的共同創始人及偽醫學觀察主編。

修改基因藍圖的表觀遺傳學

　　新興的**表觀遺傳學**側重的是細胞外部環境對 DNA 的影響，也開始顯現出細胞所在的生化環境，對於活化基因有深遠的影響。而且，能量環境影響基因功能的速度，比起化學環境更快速。《科學》期刊在二〇〇一年的特刊中，專門探討了這門新興學科，將表觀遺傳學定義為「在不改變 DNA 序列的情況下，研究基因功能的遺傳變化」[4]。對基因的舊觀點，認為基因決定了身體特徵、疾病傾向及許多行為，此一觀點至今仍然在科學與媒體中占主導地位。而新觀點，用卡爾・馬雷（Karl Maret）醫師的話來說，就是「基因組具有可塑性，更像是不斷被重寫的軟體程式，而不是出生時繼承的固定硬體」[5]。

　　在量子力學的宇宙中，時間和空間是機率，而不是絕對的。一個世紀前，量子物理的出現撼動了整個物理學的核心。當量子物理的第一批發現被提出來，並開始在整個研究及理論領域中獲得迴響時，牛頓物理學的確定性就被推翻了。今日的醫學正處於一場類似的革命中。布魯斯・立普頓說：「正統醫學處理的是鐵屑，想要更深層次的治療必須試圖影響磁場。但大多數的醫師看不到磁場，因此他們想弄清楚的只是鐵屑之間的關係，完全沒有試著將鐵屑所在的能量場納入考量。」[6]

　　在牛頓物理學的宇宙中，治療的媒介（包括藥物、醫師、手術、醫院、治療師或薩滿巫師）必須跟病患處在同一個時空，治療

才可能發生。但是，在量子宇宙中，只要跟病患同在一個能量場就可以讓療癒發生效果，不需要時間或空間上的連結。因此，遠距治療（有時不僅跨越距離，甚至還跨越時間）一類的現象是可以想像的。量子宇宙是一組機率，會受到許多因素的影響，其中包括人們的想法、意志力及意圖。在這個宇宙中，疾病有可能自發性緩解（spontaneous remission），而治療師使用的非實質性治療手段，可能跟正統醫學一樣有效。

　　量子物理學家鄂文·拉胥羅（Ervin Laszlo）說：「大多數人稱之為『科學』的理論已經過時了。」他告訴我們，科學正處於「一種將主要現實從物質轉變成能量」的過渡中，並且「在新興科學的概念裡，物質世界、生活世界及心靈意識的世界沒有明顯的分野。物質作為現實的基本特徵正在消失，在能量面前節節後退；而連續場正在取代離散的粒子，成為能量充沛的這個宇宙的基本元素」[7]。在後面章節，我們將會一一檢視當代及歷史上一些偉大的靈性治療師，看看他們的方法和經驗，是否能幫助我們理解促使療癒發生的這個能量宇宙。我們也會探索來自於細胞生物學、量子物理學與大腦生理學的課題，以闡明在靈魂療癒中發揮作用的生理機制。物理學家詹姆斯·金斯爵士（Sir James Jeans）表示：「知識流正朝著非機械現實的方向前進；宇宙開始看起來更像是一個偉大的想法，而不是偉大的機器。」[8]

　　立普頓的實驗非常詳盡地闡明了如何改變細胞膜，以允許或拒絕某些蛋白質進入，從而活化基因的機制。他表示，心智活動會影

響身體功能，而改變想法和信念則會直接影響細胞。他說：「當一
個人的信念突然轉變時，可以從根本上改變表觀遺傳學；這意味
著，同樣的遺傳密碼將會有完全不同的解釋，而這可能就是癌症與
緩解之間的區別。」[9] 他指出，這些機制的存在，表明了為何正統
醫學、替代療法及能量醫學都能發生療效。以上每種療法都可能透
過自己的介入方式來影響能量場，就像磁場改變時，鐵屑所排列的
圖案也會隨之改變。研究人員詹姆斯・歐什曼（James Oschman）
是這麼說的：「過去人們認為基因合成蛋白質，然後這些蛋白質會
自動組合成生命結構，來執行生命過程，其中也包括意識。但新興
的量子模型卻認為，是量子相干性（quantum coherence）的作用把
各部分組織成有生命的結構，也是量子相干性的作用產生了意識，
讓意識賦予各組裝部件分散或突現的性質。」[10]

　　靈魂醫療將這種量子相干性運用在醫學上，透過意識來影響治
療。它利用意識的治癒力量，不管這種意識是透過替代療法或常規
療法表達出來。靈魂醫療不是要拒絕或否定常規醫學。過去六十年
來，生物醫學與藥理學的研究幾乎完全忽略了意識、電磁學、信仰
與禱告，以及量子過程等關鍵療癒因素的研究，而靈魂醫療只是將
這些因素重新帶回到方程式而已。

意念如此強大，可以深入到 DNA 層次

　　美國喬治亞州莫羅市（Morrow）的浸信會家庭診所（Baptist

Family Practice clinic）在一項研究中，使用幾種不同深度的檢測來評估四百四十二名患者的整體健康狀態、疼痛程度及內在靈性的強度，然後比較各種測試結果，以確定靈性與健康之間是否存在相關性。結果研究人員發現，內在靈性最強的患者，疼痛感最低，整體健康也最好[11]。

　　芝加哥聖路克醫療中心（St. Luke's Medical Center）的研究人員，檢視了去教堂的頻率與身體健康的相關性。結果發現，心靈有寄託的人更健康，死亡率也更低[12]。德州大學醫學院的另一個類似研究，是由心理學教授湯瑪斯‧奧克斯曼（Thomas Oxman）所主導，他們想知道靈性或宗教修行與社會支持，對於心臟手術患者有什麼影響。研究結果顯示，社交網絡又廣又深刻的患者，以及致力於宗教或靈性修持的患者，死亡率只有其他心臟病患的七分之一[13]。最近的另一項研究也發現，有禱告習慣的患者，「六個月死亡率及再住院率，比對照組低了約 30%」[14]。像這類令人震驚的結果都不是例外，而是常態。《祈禱，真是一帖良藥》（*Prayer is Good Medicine*）[15] 的作者勞瑞‧杜西（Larry Dossey）醫師指出，關於健康、長壽與宗教或靈性修持之間的關係，目前已經完成了一千兩百多項的研究，而且還有更多研究正在進行[16]。

　　加州博德溪（Boulder Creek）的心能商數學會在羅林‧麥克雷提（Rollin McCraty）博士的帶領下，針對意識對 DNA 分子結構的影響進行了一系列有趣的實驗。研究人員從人類的胎盤組織提取 DNA 樣本，再測量灌注個人意念後，蛋白質結構發生的變化。他

們使用光譜儀來測量樣本中 DNA 分子雙螺旋的扭曲程度，這個特徵可以透過測量 DNA 分子對紫外線的吸收程度來確定。

研究人員把實驗用的 DNA 樣本暴露在人類意念下，其中一組受試者被要求持續想著 DNA 分子雙螺旋會扭曲得更緊，而在其他實驗中，則被要求想著雙螺旋會變鬆。接著，再測試這些 DNA 樣本，看看是否真如預期的出現了可測量的變化──雙螺旋變緊或變鬆了。

結果發現，未經訓練的受試者無法對 DNA 分子的扭曲程度造成任何影響。也就是說，樣本的扭曲程度在意念暴露前後的測量結果都一樣。即使是受過訓練的研究人員，也無法僅憑意志或意念就對 DNA 分子產生任何影響。

接著，讓同樣的這一批人進入平靜的冥想狀態，心能商數學會的研究人員稱之為「心腦諧振」（heart coherence）。這是因為在這種狀態下，心跳會變得異常規律。當志願者在心腦諧振的狀態下持有某種意念時，DNA 樣本的結構確實發生了變化：如果志願者的意念是讓 DNA 扭得更緊，檢驗樣本分子時確實發現雙股的扭曲狀態變緊了，其中有一些樣本的扭曲程度更是驚人地增加了 25%，這是非常大的影響。相反的，當受試者進入適當的精神與情緒狀態後，再讓他們抱持著解開 DNA 雙股的念頭時，DNA 的扭曲程度也的確變鬆了。研究人員隨後更做了遠距的複製實驗，排除受試者心臟、大腦與其他器官的電磁場可能造成的影響。結果顯示，即使在五十英里遠的距離，實驗結果還是可以複製成功。

　　研究還發現，一位訓練有素、能夠達到穩定心腦諧振的受試者，對於改變 DNA 分子的扭曲程度效果卓著。在一次實驗中，研究人員準備了三個裝著胎盤 DNA 的小瓶子 A、B 和 C，並要求這個受試者加強 A 瓶與 C 瓶 DNA 的扭曲程度，但 B 瓶維持不變。事後檢驗三個瓶子的 DNA 紫外線特徵時，結果完全符合受試者的意念：A 瓶和 C 瓶的 DNA 分子扭曲程度增加了，而 B 瓶的 DNA 分子完全沒有改變。由此可知，意念不僅可以產生普遍性的效果，還有很高的針對性。

　　麥克雷提與他的研究團隊得出結論：「這些數據支持以下的概念：人類的意念可以深入到細胞層次發揮作用，並透過能量的交互作用來調節。」他們還懷疑，這些正向的精神與情緒狀態，可能與自發性緩解、安慰劑效應及能量醫學的其他許多層面有關，也跟有紀錄可查的那些靠著信仰及祈禱來改善健康與壽命的個案有關[17]。他們證明，直接專注於靈魂治療，或許能對我們的身體產生正向的影響。

　　這些研究的意義非比尋常。它們意味著，改變意識就可以改變建構物質身體的藍圖。首先，我們可以干預自己的想法，從源頭來治療，而不是試圖去處理想法對身體所造成的不良影響。雖然我們不太可能直接跳過藥物和手術等物理手段來治療每個人的每一種疾病，但這些新的見解清楚地表明，靈魂醫療是我們在療癒身體或情緒時應該最先考慮的介入點。它不用花任何代價，也不用受到健康保險、醫師、醫院或配偶的干預與擺布，而且通常感覺都很不錯。

它把幸福的責任交還到我們手上，給了我們強大的力量來進行自我
療癒，而不是把責任轉移到某些外在的治療媒介上。這一類的研究
正在向我們大聲疾呼，告訴我們意識可以駕馭量子宇宙的強大療癒
力量，而且這種力量比瓶子裡的藥片更有威力。

靈療大師的傳奇事件簿

　　過去幾個世代，靈性治療一向被視為神祕的超現實事件。即便
到了今天，很多人及科學家也是這樣的看法。靈性治療就像是美國
新大陸的一張舊地圖。一五六二年，西班牙製圖師迪亞哥‧古特雷
茲（Diego Gutiérrez）繪製了第一張美國地圖（現存於美國國會圖
書館），圖中的海岸線形狀與現實相當接近，如果和現代地圖放在
一起比對，所有重要的特徵都可以辨認出來。不過，一旦涉及到細
節，製圖師就只能提供線索及猜測了。這種情形就像我們目前對靈
性治療的理解程度。雖然上述實驗清楚地告訴我們，意識會影響
DNA，但距離我們能夠肯定地說出想法與感受能夠產生療效，還
有很長的一段路要走，可以說我們只知其一不知其二。愛因斯坦曾
經說過：「如果一個想法在一開始不算荒謬，那它就沒有希望。」
　　前神經外科醫師諾曼‧席利（本書的兩位共同作者之一），在
一九七〇年代初期遇到了二十世紀最著名的靈療者奧嘉‧沃勒
（Olga Worrall）。當時，她每週四上午都會在馬里蘭州巴爾的摩
市的華盛頓山聯合衛理公會教堂（Mount Washington United Meth-

odist Church）幫人治療，每次約有三百人參加。她說能幫人治療
「讓我感到振奮又驕傲，不過我只是療癒力量的管道，這種力量來
自靈性，而不是我自己」。她收到了近一萬五千封的感謝信，諾曼
取得了其中十個患者的病歷，從中可以看出這些療癒「奇蹟」違反
了醫學經驗。

　　諾曼評估的另一位靈療大師，是名叫歐斯塔德・哈迪・帕瓦蘭
德（Ostad Hadi Parvarandeh）的「波斯人」（他拒絕用伊朗二字）。
帕瓦蘭德畢業於德黑蘭的美國大學（American University），最後
成為駐法外交參事。在接下來的幾十年裡，他在多個國家任職，包
括希臘、南斯拉夫及保加利亞，直到一九七六年退休。不久後，他
的住家成了熱門診所，有時候還因為人太多，而驚動警察前來協助
交通管制。由於治療過的病人非常多，帕瓦蘭德對艱澀的醫學術語
非常熟稔，也開始記錄他經手的案例，希望能將自己的知識傳授給
其他人。

　　諾曼著手調查這些治癒案例的真實性，他請求患者允許他聯繫
他們原本的主治醫師，最後拿到了一百名患者的病歷。以下是諾曼
拿到的部分醫療文件，內容都是由專業醫療人員親自撰寫的：

- 一九九六年一月，一位眼科醫師寫道：「蘇瓦雷茲先生從一
  九八六年開始一直都是我的病人，由於雙眼罹患黃斑部病
  變，視力逐漸喪失，以至於無法開車。在他去看了帕瓦蘭德
  先生之後，目前視力已獲得改善，甚至還能開車了。」

- 一九九六年三月,一家治療疼痛的大型診所主任(本身是心理醫生)寫信給帕瓦蘭德:「我的幾名患者,在見過你之後狀況都有進步,讓我感到非常驚訝。」

- 一九九六年三月,一位紐約醫師在寫給帕瓦蘭德的信上提到:「先前西方醫學能夠提供的最好治療都未能奏效的疑難雜症,在你這裡卻有明顯且證據充分的改善(對我而言簡直是奇蹟),這種能力讓我留下了非常深刻的印象。」

- 一九九六年三月,一位費城科學家寫信給他說道:「我們在現場親眼看到你迅速診斷,然後使用精微的能量及意念來治療患者,這些非凡的能力讓我們大開眼界。經過你的治療,有些患者的疼痛獲得了持久的緩解,有些則改善其他狀況。在場親眼見證的每個人都告訴我,他們對你的能力都感到非常佩服。」

- 一位領有醫師執業執照的家庭醫師,在一九九六年寫道:「我親眼見證的這種治癒疾病的方法,遠遠超出了傳統西方醫學的治療能力。」

- 一九九六年七月,一位中醫師寫道,他的兒子過去五年一直有嚴重的克隆氏症(Crohn's disease)*,時常腹瀉,體重掉了十八公斤。一開始,帕瓦蘭德透過電話進行了五分鐘的治

---

* 編按:這是一種發炎性腸道疾病,最常見的症狀是腹痛、慢性腹瀉及體重減輕,終生會反覆復發及緩解。

療後，腹瀉馬上停止了，而且腹痛也開始緩解。經過第二次與最後一次的治療後，「症狀出乎意料地減輕了，還可以吃正常的食物，並在接下來的四個月完全停藥，體重也增加了十七公斤」。

- 一位針灸中醫師寫道，他發現帕瓦蘭德「大幅改善並治癒各種不同疾病的患者，包括癌症、搞不定的病毒、癲癇，甚至是失明。這位大師不僅治癒了他的病人，還讓他們恢復活力，能夠重新生活」。他說，即便是躁鬱症和精神分裂症，對帕瓦蘭德來說都不算挑戰。

- 紐澤西的一位醫師寫道：「我在好幾名病患身上，見證了他驚人的療癒力量。」然後，他繼續描述其中的八個案例：

❶ 第一位病人是五十八歲的醫師。他在一九八七年接受脊椎融合手術，因為手術併發症導致了右下肢癱瘓，並經核磁共振造影檢查後確認這個狀況，但外科醫師不建議做進一步的手術。後來在帕瓦蘭德進行過首次治療後，病人的右腳趾出現了非常細微的動作。經過四十次療程之後，原本癱瘓的病人已經可以用助行器與枴杖行走，還能重新回去執業。據我所知，沒有任何非手術的介入性療法，可以在這麼短的時間裡改善這種器質性的脊髓損傷。

❷ 一名三十二歲的醫師娘，在生完第二個孩子後罹患了閉經及乳漏（galactorrhea）症狀，並持續了四年。帕瓦蘭德為患

者進行三次療程後，原先的症狀消失了，而月經週期也恢復正常。帕瓦蘭德只有在第一次療程親自接見病人，接下來的兩次療程則是透過電話進行。

❸一名三十五歲的醫師娘，患有嚴重的前額脈搏性頭痛。雖然做過所有身體檢查、實驗室檢測及 MRI、電腦斷層掃描等臨床支援檢查，但都找不出確切的原因；眼科檢查結果也正常。最後她被診斷為神經性頭痛，並服用了止痛藥。後來經帕瓦蘭德診斷是由輕微的肝功能障礙所造成的，而值得注意的是，病人所有的肝功能檢查都在正常範圍內。帕瓦蘭德專注於治療她的肝臟，經過幾次療程後，頭痛消失了。這是一個醫師都不知道的新思路——即使檢查結果正常，肝功能異常也可能存在並導致頭痛；據信目前還沒有已知藥物可用於治療這種疾病。

❹在帕瓦蘭德將能量轉移到幾位高膽固醇血症（hypercho-lesterolemia）與高三酸甘油酯血症（hypertriglyceridemia）的患者肝臟後，他們血液中的三酸甘油酯與膽固醇濃度明顯下降。沒有任何藥物可以達到同樣的效果。

❺一名肝硬化的六十七歲外科醫師引發了血小板減少症。在接受帕瓦蘭德的能量治療後，血小板數量從兩萬增加到五萬，腫脹的脾臟也縮小了。

❻我也親眼見證了確診為心絞痛及心肌梗塞的患者在治療後胸痛減輕的過程。

❼一名在肱骨頭骨折後患了五十肩的患者，經過帕瓦蘭德數
次治療後，肩關節完全恢復功能。

❽一九八六年，一名五歲女孩被診斷她的右腳長出了肺泡狀
軟組織肉瘤（alveolar soft part sarcoma）*，而且腫瘤已經出
現肌肉及血管浸潤的情形，其病理診斷也由英國和美國的醫
療中心證實。小女孩後來被轉診到英國的醫療中心接受化
療，不過當腫瘤轉移到肺部，無法再進一步治療後，就讓她
出院了。出院後，小女孩持續接受帕瓦蘭德的能量治療。到
目前為止，距最初診斷已經過了十年，小女孩還活得好好
的。這個案例是轉移性肉瘤患者長期存活非常罕見的一個例
子，甚至有可能是肉瘤轉移到肺部後仍長期存活的唯一例子。

　　從這些故事中，我們知道有什麼事正在發生。雖然我們還不能
清楚地說明它是如何發生及為什麼會發生，但隨著靈性治療的實驗
數據不斷增加，我們可以發現它的影響是巨大的。數十項探討意識
與身體療癒關係的科學實驗顯示，靈修與信仰一次次地對健康與長
壽產生明顯的正面影響。研究發現，靈修與信仰能夠：

- 改善術後患者的存活率 [18]
- 緩解疼痛 [19]

* 編按：一種罕見的惡性骨肉瘤，常常會轉移到肺部。

- 提高大腦中誘發愉悅感的荷爾蒙濃度 [20]
- 改善心智的敏銳度 [21]
- 減少憂鬱 [22, 23]
- 增強免疫系統功能 [24, 25]
- 縮短傷口的癒合時間 [26]
- 減少住院頻率及住院天數 [27, 28]
- 增加男性婚姻的幸福感 [29]
- 減少飲酒及吸菸 [30, 31]
- 降低癌症與心臟病的發病率 [32]
- 改善老年人的健康 [33, 34]
- 延長平均壽命 [35, 36]

靈魂醫療有可能納入常規醫療嗎？

　　究竟是什麼現象在發揮作用？透過科學，我們可以自信地將充滿活力的精神生活與各種治癒效果聯繫起來，可以研究奧嘉·沃勒、歐斯塔德·帕瓦蘭德及將在本書見到的其他人，還可以辨認並測量接受靈性治療時的磁場、電場及其他精微能量場。此外，科學還可以記錄下靈性治療的許多方式再進行分類，從親自去參拜法國的盧爾德（Lourdes）聖母，到祈禱、針灸、按摩等各種不同方式。現在科學所面臨的大問題是，要如何將這一切歸納進一個統一的大框架裡，並解釋產生這些療癒奇蹟的表觀遺傳控制是來自何處；而

這正是會出現靈魂醫療這個概念的由來。

對於我們要推展的靈魂醫療，其發展軌跡看起來會是什麼樣子？

想像一下，有一群新石器時代的人圍著火坑坐成一圈。圓圈中心擺著一堆柴薪與木頭，隨時可以點燃。一個穿著獸皮和羽毛、戴著骨頭項鍊及皮囊的人，他擁有特殊的生火知識。他拿著一把原始的弓箭，在柔軟的木頭上迅速轉動一根硬木棍。這兩樣東西都小心地被放在乾燥的一團苔蘚上。在多次摩擦後，硬木棍產生了微小的火花，生火者將乾苔蘚包覆在火星上，開始從指縫間輕輕吹氣。

一開始，什麼事都沒有發生。然後從苔蘚中央升起了一陣煙，灰色的濃煙開始從生火者的指縫湧出來，火舌向上冒出，生火者將燃燒的苔蘚推進柴薪的中央。隨著火焰在黑夜中一躍而起，上竄到半空中，圍繞在他身邊的所有人都倒抽了一口氣，然後歡呼起來。

對早期人類來說，生火過程就像是魔法，而且只有少數的傳承者擁有生火的深奧知識。這種知識看起來像是眾神的禮物，一個至高無上的薩滿祕密，一種能召喚太陽火花來溫暖黑夜的神祕能力。

現今，我們已經知道生火過程中每個步驟的原理，任何人都可以被教導成為生火者。現在我們不僅有海岸線的地圖，還有內陸的詳細地圖。

我們對靈魂醫療的知識，目前仍然停留在一五六二年製圖師迪亞哥・古特雷茲的程度。我們大概知道靈魂醫療的效果，也知道前面有奧嘉・沃勒及歐斯塔德・帕瓦蘭德等靈療師帶來的影響，還有數千個自發性緩解的案例。我們有儀器可以測量人類的能量場，其

精確度是一個世紀前無法想像的。然而，我們距離完全了解創造出這些療效的機制還非常遙遠。在接下來幾十年的進一步研究，將能幫我們繪製出內部的地圖，並把看似難解的奧祕簡化為一系列詳盡的過程。長久以來，科學一直將靈魂醫療的整個領域視為迷信或奇聞軼事；但是現在，有了科學這個新引擎，我們探討靈魂醫療的原理將會進入到一個更精確的新階段。

　　我們正在進入一個治療的新時代。就像生火一樣，靈魂醫療不再是薩滿教徒守護的祕密，科學正在對它調查、描述、分類及理解。靈魂醫療的天賦，正逐漸成為常規醫療的一部分，就像前面提到的泌尿科醫師羅賓斯可以在凱薩醫療機構為蜜雪兒提供另類治療一樣，能量醫學可以用來解決長期束手無策的健康問題。羅賓斯醫師就是新型醫生的一個例子，雖然他在正規的大醫院擔任泌尿科醫生，但在為患者尋找治療方法時，他不會對越線畏怯，反而在自己的專業領域之外找出答案。

　　儘管這些療法有朝一日可能變成常規，但永遠不會褪盡其神奇色彩。上個月，在一個純男性的僻靜活動上，一群男人圍坐成一圈。他們來自各行各業，包括廚師、電腦技術員、公司總裁、技工及牧師。當其中一人站起來，高舉著一團著火的苔蘚去生火時，這群人仍舊驚奇地倒抽了一口氣，就跟新石器時代的人類一樣。

第 2 章

完美的健康藍圖

　　自古以來，擁有永生靈魂一直是人類信念的一部分。一九四○年代，偉大的瑞士心理學家卡爾·榮格（Carl Jung）研究世界各地的人（幾乎涵蓋所有文化），發現有將近 90% 的人都相信：

- 死後的生命（靈魂）；
- 至高無上的存在（上帝）；
- 黃金律（愛人如己）。

　　我們可以將靈魂視為宇宙場的個人化表達、人類的神聖面、神性在單一生命的表達，或是透過純粹意識（與物質或精神形式都不同）所顯化的人格。

　　榮格指出，不認同這些有悠久歷史的信念，人們就無法成長。我們認為，懷疑生命目的或靈性意義所引發的存在危機，是許多疾病的主要根源。換句話說，靈魂的連結能促進健康，而阻礙靈魂的連結則會導致生病。

　　對一個把神性當成所有生命基礎的人來說，物質身體（肉身）

主要是靈魂具體顯化的一種機制或載體；而意識是肉身與精神或靈魂之間的聯繫管道，也是我們上通神靈的管道，透過意識，我們才有能力將神性傳達給物質世界。人類意識可以反映出靈魂意識的品質與意圖，我們發現，一旦意識無法反映並傳達出靈魂的品質和力量時，就會導致嚴重的心理或生理疾病。

　　幾個世紀以來，現代醫學已經把神聖治療的力量忘在腦後，所有治療途徑都以物質為主。從此，人類神性的一面就一直被醫學界所忽略。不管是生理或心理疾病都採用對抗療法，全然漠視靈魂、神及自發性療癒之間的關係。然而，有越來越多的研究和實驗挑戰這種機制模式，提供我們堅實的經驗證據，來驗證靈魂醫療的效果與影響；而這些證據，完全推翻了用來解釋生命如何運作的純粹機械論。

　　研究鋼琴的機械結構，幾乎不會涉及到音質；而從鋼琴流洩出來的音樂聲，也幾乎無法看出鋼琴家意識的本質。研究汽車可以揭開關於金屬與引擎的本質，卻無法提供任何關於駕駛或設計工程師的訊息。同樣的，研究我們這副軀體，也無法揭露任何關於靈性、神性或神聖的本質。然而，根據不同醫療專業許多執業者的實務經驗顯示，我們擁有大量的內在資源可以療癒身體和情緒問題。

　　整整一個世代，醫師、科學作家和研究人員都避而不談靈魂的概念。如今，雖然我們已經有足夠的準備可以去探討靈性與健康之間的**相關性**，卻一直裹足不前，不願意冒險去了解究竟是什麼造成了對健康的這些影響。研究信仰與療癒之間的**關係**是一回事，而將

療癒歸因於信仰則是另一回事。在這本書中，我們要研究的是一些無法反駁的證據，用來驗證神聖療癒是真實存在的。我們將會列舉神聖力量流動的許多形式，並檢視一些連結人類精神面與物質面的物理機制。我們假設靈魂是存在的，並且更向前跨一大步，認為靈魂可以透過每個人的身體、心智及情緒充分表達出來。療癒能量就是透過這種靈魂的連結在身體流動，一旦能夠除去阻礙能量流動的障礙就能促進健康，這也是每個人都會有的體驗。靈魂與身體的連結是透過意識建立的，而意識則是由意念來驅動；意識一改變，就會帶動健康跟著改變。

靈魂醫療的三大支柱

靈魂醫療的前提是：**我們認知到真正的生命包含完美的健康意識，並可以從人的能量系統中被自由地表達出來**。透過這個意願，可以在身心靈中觸發療癒力量。

靈魂醫療有三大支柱。首先，是把人視為一個**能量系統**的觀念。療癒會先發生在能量系統的層次，而不是外顯的身體狀況。面對病痛、疾病或症狀時都要尊重，因為它們都是珍貴的指引，提醒治療者與患者注意能量失衡的現象，再進一步去矯正。它們不僅僅是必須被消除的困擾，更是訊息來源。能量系統是一個互相牽動的連結矩陣，更動任何一部分都會改變整體，而整體的改變則會重新排列各部分。能量場的變化，會由內而外地轉化為具體的改變，從

而清除身體的症狀。

　　基本上，根據我們的了解，宇宙的萬事萬物都是能量。我們身體的每個原子都以一定的能量值振動著，而就整體來說，每個人都有屬於自己獨一無二的「能量印記」（energy signature）。我們都是電磁實體，每個靈魂都有一個特定振動頻率的能量場，當我們深入研究電磁與療癒等主題時，將會發現到這個事實。有意識地把心及心智帶進類似的振動狀態，讓它們在與靈魂相同的振動範圍下運作時，它們之間就會產生共振，能量也會互相交流。在這種狀態下，療癒能量可以毫不費力地流經身體。

　　大量的實驗證據顯示，每個人的身體都有許多能量川流不息，它們負責身體所有主要系統與器官的健康。它們會控制細胞再生、胎兒發育、疾病恢復的速度、某些基因的表達，以及許多重要的身體功能。

　　我們不能套用測量物質現象的方法來測量靈魂，不過已經有一些方法可以在靈性治療時測量能量轉移。數千年來，在所有文化中那些直覺力高的人，都已經能夠適應這樣的維度，因此他們能看見人體內外的能量。如今，科學正在繪製他們所感知到的許多現象。著名的未來學家及哲學家鄂文・拉胥羅提醒我們：「科學對世界觀的轉變，已經反映在我們對現實最基本的兩個觀念中：物質與空間……在新興的概念中沒有『絕對的物質』，只有一個生成物質的絕對能量場。時空……是一種可以被干擾的虛擬能量介質，可以產生型態和波。光和聲音是這個連續能量場的行進波（traveling waves），而桌子和樹木、石頭和燕子，以及其他看似固體的東西，都是其中的駐波（standing waves）。」[1] 靈魂醫療試圖干擾的就是時空中跟健康有關的虛擬能量，並測量這種干擾會在能量場中產生什麼變化。

意識：靈魂醫療的第二支柱

靈魂醫療的第二大支柱是**意識**。能量系統會受到意識的影響，改變意識就能自動改變能量系統。在尋求治療時，意識是第一個要改變的地方。

意識在整個宇宙之中曖曖內含光，而我們的靈魂能將局域性的自我與偉大的意識連接起來。經由意識，我們可以連結到量子場，而在量子場中，凡事都有可能。英國物理學家亞瑟‧愛丁頓（Arthur Eddington）觀察到：「世界上所有東西都是心智的產物……心智的產物不會在時間與空間中傳播……在意識到物質世界是完全抽象的，而且除了與意識的聯繫之外別無其他真實部分之後，我們就會重新把意識放回到基本位置。」[2] 就靈魂醫療來說，就是把意識放回到治療的最前線。有高度覺知的人會注意到量子場中存在著許多可能性，並試著將量子場推向最可能的結果。當人類意識強烈希望與神性意識合而為一，並容許自己受到靈魂意識的制約時，那麼存在於靈魂覺知中的可能性就會大幅擴展，其中也包括奇蹟般治癒。原本只出現在靈魂中的畫面，就會真實地反映在身體上。

　　信仰治療師的工作，為意識的治療效果提供了活生生的例子。人類意識的局限似乎在他們身上並不存在，而且他們似乎還能夠將治療的信念傳遞給尋求觸碰的人。自有人類以來，似乎就存在著信仰治療；而且奇蹟治癒通常都是透過按手禮＊來促成，這種儀式最初是由國王或神父來執行，但現在換成了宗教或靈性導師，例如布道家凱薩琳・庫爾曼（Kathryn Kuhlman）、歐斯塔德・帕瓦蘭德，以及最多人研究的安布羅斯與奧嘉・沃勒夫婦。分析這些人，以及找出靈療過程中能量如何流動，確實讓我們獲益匪淺，但同時也不可避免地讓我們認識到，雖然這些傳奇人物特別擅長引導能量，但他們的意識也確實發生了一些變化，才會讓他們如此與眾不同。他們總是將自己的力量歸於上帝，而且始終都有虔誠、堅定的宗教信仰或靈修意志。

　　即使不認為自己具有靈性或直覺的人，也可能在高峰經驗（peak experiences）＊＊中體驗到靈魂的意識。當我們的認同焦點從身體、心智和環境轉移到不受想法影響的純粹覺知時，就會出現高峰經驗。這是冥想者每天都在尋求的體驗，也是神祕主義者時時刻刻都想要攀登的境界。當意識進入狂喜的精神狀態，人與永恆之間的界線消失了，中世紀蘇非派詩人魯米（Rumi）喊道：

＊ 編按：按手禮是基督教和猶太教的一種宗教禮儀，由神職人員將手放在信徒頭上，用於洗禮、治療、祝福等場合。

＊＊ 編按：高峰經驗是美國著名心理學家馬斯洛（Abraham Maslow）首創的一個名詞，是指在追求自我實現的過程中達到了一種高度愉悅及滿足的精神狀態。

在我們之內的一個祕密旋轉

可以轉動整個宇宙！[3]

　　這就是與靈魂合一的意識體驗。在這種狀態下，個人靈魂與宇宙靈魂的界線消失了。你參與了自己的靈魂體驗，這讓你與所有靈魂的體驗合而為一。因此，個人化的靈魂是我們通往宇宙靈魂經驗的門戶。美國聖母大學（University of Notre Dame）的神學家大衛‧法格伯格（David Fagerberg）指出：「人類是微觀的。」他說，身為上帝的縮影，「並不意味著是整體的一小部分，而是意味著整體的所有一切都能在此找到縮小比例的版本」[4]。在冥想及治療的高峰經驗中，體驗者只看到宏觀宇宙的完美，對於所有限制性的感知，不論是身體的疾病、局限、情緒波動、懷疑、擔憂或焦慮，都將不復存在，全被一種無邊無際的平和狀態取代了，這讓人感到一切都很美好。

　　在這樣的意識狀態下，靈魂的良藥能夠流入身體。它吸收了宇宙靈魂的力量，然後體現在個人靈魂之中來促進療癒；並且連結了在靈魂層次可以取用的表觀遺傳藍圖來治療。在這個層次，所有的療癒都可能發生，甚至是奇蹟般康復。透過辨識出這個靈魂層次，以及在該層次所包含的健康藍圖，就可以將更完美的形象移植到一個人身心靈的具體實相中。

　　即使有人缺少這樣的信心來獲得靈魂層次的完美健康藍圖，也可能透過跟充滿信心的治療師接觸而被治癒。治療師可以看到宇宙

層次本具的完美，並產生這樣的意識：「神認為約翰是完美的。」
透過這種信念力量，就能將靈魂的療癒力量注入病人身上。病人的
信心（甚至對外科醫師或藥劑師的信心）是療癒過程中非常重要的
一部分。正如耶穌所說的：「你的信救了你。」

意念：靈魂醫療的第三支柱

　　意念會影響能量，也會投射在意識場中，塑造出療癒的結果。
如果沒有意念，意識場的潛力就不會被開發。靈療師也是透過意念
的力量，發揮本身所蘊藏的潛能。即使患者的意念已經崩潰瓦解，
靈療師也能夠守住療癒的意圖。以產生療效來說，軟弱或矛盾的意
志永遠比不上強烈且明確的意念。

　　有意願才能提供力量或動力，去啟動療癒的複雜過程。在遇見
靈療師之前，病人的基因組裡可能就已經存在著療癒的潛力，但直
到靈療師透過意念開始調節病人的能量場時，這種療癒潛力才會開
始發揮作用。所有需要的材料都在能量場中，而健康的配方則是以
基因藍圖的形式存在。然後，靈療師的意念提供了組合原則，好讓
療癒能夠發生。意念會調節意識場，將能量重新組合成療癒所需要
的配置。

　　我們靈魂的意念是讓身體恢復健康。在靈魂層面，我們有機會
獲得療癒的智慧，以及偉大靈魂的無限知識，也就是量子場中無限
可能性所累積的智慧。在這個無限場域中所存在的療癒潛能，完全

超越了我們現有的知識。當我們讓忙碌的頭腦沉靜下來，並將經驗校準到與靈魂的振動一致時，就能獲得這些療癒潛能。然後，意念會觸發開關，將療癒的可能性變成健康的具體表達。

靈療師擅長將個人的能量場與無限場域中的健康模板校準，而且對於療癒他人有強大的意願。當病人進入靈療師的能量場，並受到靈療師的意念所影響時，他們的能量場就會被靈療師的意念所制約而重組，從而產生截然不同的效果。然而，這個能量場是獨立於靈療師之外而存在的，只要憑藉著意念，任何人都可以進入。我們發現，心智能夠穿越時空，進入在我們認知中尚不存在的領域。這些能力看似神祕，但科學正在急起直追，例如最近的研究已經開始描繪靈魂醫療的運作過程。一旦病人的能量系統被觸發以符合靈魂的藍圖時，就會發生以意識為媒介、由意念所活化的療癒過程。

靈魂醫療面面觀

靈魂醫療有許多種不同的治療方法，但重要的不是用來與靈魂的完美意識連結的方法，而是成功連結的事實。建立連結是療癒能量得以流動的關鍵，很多療法（或者可以說所有療法）都有這種聯繫。即使是藥物和手術，也可能透過刺激患者的信仰系統來發揮最強大的效果。在後續章節，我們將回顧數百項研究的一些結果，這些研究顯示大部分藥物與手術的結果，都可以歸因於患者對治療效果的信心。藥物與手術得以有效發揮，有可能是從靈魂醫療獲得大

部分的效果，這裡指的是患者本身的信仰系統。美國知名預言家愛德加·凱西（Edgar Cayce）指出：「或許在現實中，醫師、心理學家及神父是坐在同一個實驗桌前的工作人員，是同一塊黏土的塑造者，同一簇聖火的三個守護者。」[5]

靈魂醫療尋求的，是根據靈魂藍圖來安全地移除那些阻擋能量流進我們系統的障礙，無論這些障礙是來自精神、身體、心理、情緒或能量。靈魂醫療的概念，統攝了許多奠基於意識和能量的治療型態；簡單來說，把我們與靈魂連結在一起的療法都屬於靈魂醫療的範疇，它們包括許多被歸類為「輔助及替代醫學」（complementary and alternative medicine，簡稱 CAM）的形式，以及祈禱、觸療及信仰治療。在後續章節，我們會再探討其中的一些常見治療形式，包括：

- 針灸、穴位按摩、指壓、經絡拍打，以及其他調整身體能量經絡系統的療法
- 芳香療法與精油
- 物理矯正術，例如整骨與整脊、按摩及其他身體療法
- 冥想、沉思、僻靜及其他能安撫心靈的技巧
- 電磁刺激
- 按手禮、觸療、靈氣治療、靈氣點化（Attunement），以及其他非接觸性的能量傳輸模式
- 由帶有誠摯意圖或信念的靈療師所進行的祈禱與信仰治療

- 光照療法與色彩療法
- 順勢療法與花精療法
- 生物回饋療法與創意觀想療法（creative visualization）
- 有意識的生活方式，包括有意識的運動（伸展、跳舞、瑜伽、武術，或任何帶著意識從事的運動）、有意識的飲食，以及其他健康的生活型態
- 傳統醫學，例如薩滿巫醫、阿育吠陀及中醫
- 肯定語、肌肉測試，以及其他影響潛意識的療法

　　靈魂醫療是一個統合性的概念，用以解釋為何那麼多不同的療法會產生療效的原因。靈魂醫療告訴我們人體是一個能量系統，只要能量場的一部分受到治療影響，整個系統都會受到影響。換句話說，在任何一點進行干預，都會影響到整個能量體。英國基爾大學（Keele University）的海倫‧葛萊姆（Helen Graham）教授寫道：「這些關於現實的新概念要求將身體、健康及疾病視為動態的過程，而不是分離的實體；並把生物體與環境的關係也納入考量，而不是把兩者分開來看。」[6]

　　凡是能促進能量自由流動，或在某一點上提升能量的治療，就是有效的療法。靈魂醫療是一個統稱，涵蓋所有能夠消除能量阻礙、允許能量自由流動的療法。至於要採用哪種療法，則取決於哪種療法對病情或患者最有效。以上的任何一種方式，都可以有效促進能量流動。靈魂醫療的重點不在於治療方式，而是真的能夠增加

整個系統的能量流動。因此靈魂醫療不會厚此薄彼，既不會認為阿育吠陀比整脊好，也不會認為生物回饋療法比祈禱好，而是承認某種療法對於某些病症更能發揮效果，以及某些病患對於某種療法的反應比其他療法更強烈。

　　作為一種概念性的療法，靈魂醫療是無價的。靈魂醫療把重點放在整體的能量系統上，並將治療描述成增加能量流的一種手段，這同時解釋了許多種不同療法之所以產生效果的原因，並且還能夠精確地鎖定某個療法來為個別患者的能量系統提供最強大的效果。

把能量療法納入基礎照護……

　　靈魂醫療的首要之務是施用的療法不能有副作用，你不需要服用改變代謝的藥物，也不用動高風險的手術，唯一的要求是專注於靈魂意識中的信心及正面意圖，如此就可以打開體內豐富的天然藥典。祈禱、能量治療、針灸、改變生活方式、電磁刺激等非侵入性的做法，都比藥物和手術安全很多，也完全沒有藥物及手術可能會有的一連串副作用。靈魂醫療是負責任醫療的第一步。

　　靈魂醫療不是把治療重點放在症狀上，也不是著重於疾病的外在表現，而是把重點放在靈魂與身體之間的靈性連結，並試圖消除靈魂與身體之間能量流動的障礙。靈魂醫療的運作奠基在這樣的一個假設：消除這些障礙，讓能量自由流動，會對症狀造成影響，從而打開「奇蹟」療癒的大門，正如先前的那些例子。在這份名單上

的療法，都有消除這種能量障礙及打開能量大門的潛力，允許療癒
發生。

　　雖然一個世代以前，靈魂醫療這一類的概念已經引起了形上學
者的好奇，但如今它更跑到了科學研究的前端。在這本書中，我們
會引用數百項科學研究，一一指出靈性與療癒、能量治療與療癒、
信仰及意念與療癒、祈禱與療癒，以及信心與療癒之間的關聯。其
中有些是一個世紀之前的研究，有些是在本書付梓前幾天才剛剛發
表的新研究。新舊證據堆積如山，不容忽視。在靈魂醫療的發展過
程中，發生過數千個奇蹟療癒的真實案例，我們也會就其中的部分
案例進行分析與研究。

　　儘管本書引用的研究都頗具分量，但我們對於靈魂醫療的科學
探討才剛起步而已。我們認為，從醫學角度來探討靈性與身體之間
的關聯，開啟了一個新的研究方向，現在才是開端而已，日後這類
研究勢必會如雨後春筍般地快速增加，從而闡明療癒發生的機制。
這個領域的研究之所以會引發興趣，是因為靈魂醫療對療癒的影響
不容小覷，而且其影響力通常遠超過目前最好的藥物或手術。隨著
研究結果不斷累積，正在開始推動醫學與治療實務的革命，而這場
革命將會勢不可當，蔓延到全世界的每個角落。

第**3**章

一位醫師對神聖治療的追尋之路

諾曼・席利醫師

　　我一直都知道有一種普世的力量，通常被稱之為「神」；也一直都知道，身為人類的我們有一個層面叫靈魂，在肉身死亡後仍然存在。

　　儘管我們家沒有很熱中上教堂，但我發現教堂的儀式能夠安撫我的心，因此在整個童年及青少年時期，我都會固定去做禮拜。那是一間南衛理公會（Southern Methodist）的教堂，在當時風氣算是相當開放，允許青少年週日晚上在教堂的地下室跳舞。我不知道關於原罪的教義如此普遍，幾乎現今的許多宗教都有類似的教義。十幾歲時，我參加了全州的辯論團隊，在辯論題目「神愛世人，甚至將祂的獨生子賜給他們，叫一切信祂的不致滅亡，反得永生」中擔任正方。

　　十六歲我去了杜克大學（Duke University）讀書，常常在長老教會牧師麥克萊倫（McClellan）博士的布道中受到啟發。十九歲讀醫學院，比大多數同學小了三歲。接下來的十一年中，在醫學院、實習以及在麻省總醫院（Massachusetts General Hospital）擔任神經外科住院醫師的忙碌生活裡，我幾乎沒有時間思考宗教或靈性

方面的問題。在住院醫師的實習期進行到一半時,我訂婚了;未婚妻和我仔細討論了我們的精神信仰,以及打算加入的教會。最後我們選定了波士頓的三一聖公會(Trinity Episcopal),主要是因為西爾多・費里斯(Theodore Ferris)是我見過最有魅力的牧師。只要時間允許,我們每個月都會參加在他家舉辦的夫妻討論小組。

　　在實習期結束後,我仍然忙著在醫院工作養家餬口,沒多少時間顧及靈性和宗教活動。一九七一年十月,我成立了美國第一家綜合性疼痛診所,接手傳統對抗療法沒有效果的患者。他們之中有許多人已歷經多次的失敗手術,事實上,我的病人平均都經歷過五到七次不成功的背部手術,甚至很多人的情況比第一次手術前更糟糕,承受的背痛也更嚴重。

初遇靈療者奧嘉・沃勒

　　一九七二年發生了一連串的共時性事件,其中最重要的,或許是遇見了靈療師奧嘉・沃勒,本書稍後會進一步提到她的工作。當時我應邀在史丹佛大學演講,向一千兩百名醫師講述針灸的價值,就是在這場會議中我遇見了奧嘉,以及威廉・麥嘉里(William McGarey)醫師,隨後被推介了愛德加・凱西的教導。

　　奧嘉和我一見如故,並在之後的十三年裡一直持續著我們的友誼,直到她過世。透過奧嘉,我了解到何謂「神聖治療」。沒錯,在此之前我聽過美國布道家奧爾・羅伯茲(Oral Roberts)在電台

與電視節目中談到靈療，我祖母一直是他的忠實粉絲。我也隱約知道，凱薩琳・庫爾曼和她的靈療工作。然而，奧嘉之所以引起了我的注意，部分原因是她接受過科學研究，證實了許多不尋常的能力，以及近乎奇蹟治癒的報告。

我知道很多疾病要治癒有多麼困難，尤其是透過神經外科手術，因此我開始著迷這種奇蹟般治癒的可能性。我到華盛頓山聯合衛理公會教堂（位於馬里蘭州的巴爾的摩市）去拜訪奧嘉，每週四上午都會有近三百人來到這裡的新生診所（New Life Clinic）接受她的靈療服務。

一九七二年八月底，我前往維吉尼亞海灘的探索與靈性啟蒙協會（Association for Research and Enlightenment），這是由愛德加・凱西創辦的，裡頭收藏了愛德加・凱西的解讀。愛德加・凱西最廣為人知的稱號是「沉睡的先知」（Sleeping Prophet），他做過近一萬五千份的解讀，其中有三分之二是跟病痛與靈療有關。我參加的這個集會稱為「靈氣點化週」（The Week of Attunement），正如名稱所示，它進一步地改變了我的生活。我曾經有過兩次「高峰經驗」，這是一種連結上宇宙及上帝的深刻覺知。

遇見奧嘉及參加靈氣點化週這兩個事件，帶領著我認識了自律訓練（autogenic training）*和冥想的原理與體驗，以及最終對於靈

---

* 編按：「自律訓練」又稱自我暗示訓練，是西德精神科醫師舒爾茲（Jobannes Schultz）所創的身心鬆弛法。

性本質的探索。我開始收集那些宣稱被奧嘉治癒的人寫給她的信，再透過他們取得相關的醫療文件及病歷，來證明神聖治療確實發生了，就像信中所描述的那樣。有趣的是，即使已經徵得病人的允許，卻很少有醫師回應我索取醫療紀錄的請求。

靈療與常規醫療不是勢不兩立

　　在我擔任麻州總醫院神經外科資深住院醫師時期，有過一件讓我印象深刻的經歷。有一天晚上，有個男人將昏迷的姊姊送到醫院急診室，腦部 X 光片顯示，她的右額葉有個中等大小的腫瘤。在我切除了這顆腫瘤後，發現這是轉移性鱗狀細胞癌。一夜過後，患者恢復了意識。她身上的原發癌是尿道中一顆很小的腫瘤，顯然先前已經接受過放射線治療且痊癒了。

　　然而，在恢復期那幾天，病人情緒一直很激動，不停地哭。有一天，我告訴她：「如果妳不改變心態，就永遠好不了。」她回答：「席利醫師，像你這樣的科學家，也會信仰基督嗎？」她之所以會情緒低落，是因為無法靠自己來治癒疾病，最後不得不求助手術等醫療手段。我向她解釋，我認為包括手術在內的所有內外科治療都是上天賜予的。

　　一九七五年，我受邀上了湯姆・史奈德（Tom Snyder）主持的《明日秀》（*The Tomorrow Show*）節目，與外科醫師及暢銷作家威廉・諾倫（William Nolen）對談。諾倫醫師寫了一本書叫《療

癒：一位尋找奇蹟的醫師》（*Healing: A Doctor in Search of a Miracle*），他恰如其分地強調，像凱薩琳・庫爾曼這樣的靈療師，似乎認為他們的很多療法都是透過「聖靈」之手來進行的。他斷言，很多病痛都是身心疾病，之所以能夠被治癒純粹是暗示的力量或是安慰劑效應。

　　儘管諾倫醫師對於靈療抱持相對負面的態度，但他也承認，高達七成的患者都可經由靈療師來改善病情。不過，他在書中總結道：「靈療師無法治療器質性疾病，只有醫師才可以。」接著，他又說道：「所以我們必須承認，靈療師的確可以緩解症狀，甚至可能（如我先前所述）治好某些功能性疾病。」他補充說道：「我們可能要承認這個事實：他們的整體治癒率將可達到 70%。」[1] 顯而易見的，諾倫醫師對於靈療的最大牴觸，是來自他內心的矛盾！

　　他說自己「找不到任何一個這類奇蹟的創造者」[2] 可以治癒不治之症；這個說法促使我想證明這樣的奇蹟確實存在。接下來幾年，我查閱了一百多份關於療癒奇蹟的醫療紀錄，只要找到一隻白烏鴉，就能證明白烏鴉確實存在。直到如今，我們有了一大群白烏鴉。靈療奇蹟仍在上演。

整體療法是未來醫療的趨勢

　　一九七八年五月，兩百一十二名醫生與醫學院學生在科羅拉多州丹佛市一起創立了美國整體醫學協會（American Holistic Medical

Association），我是第一任會長。「整體」（holistic）一詞，是前南非總理揚・史末資（Jan Smuts）在他一九二九年出版的《整體論與進化》（*Holism and Evolution*）一書首先使用。在這本書裡，他規畫了整體醫學的概念框架。接著一九八〇年，夏洛特・馬蓋爾（Charlotte McGuire）創辦了美國整體護理師協會（American Holistic Nurses Association）。不久後，**輔助醫學、整合醫學、量子醫學、整合醫學及替代醫學**（或稱**另類醫學**）等術語，成了醫療保健和健康整體概念的同義詞，並大幅擴展了一個多世紀以來主導美國醫學的常規對抗療法。

與此同時，一九七一年我創立的席利診所（Shealy Institute）持續治療各種疾病的患者。有二十五年歷史的美國疼痛管理學會（American Academy of Pain Management）是全世界最大的臨床疼痛從業者組織，他們在報告中指出，席利診所是他們評估過的所有疼痛診所中，成功率最高且費用比全美平均值低了 60%。對於椎間盤破裂引起的背痛，我們能夠在 85% 的病人身上達到比手術更好且更安全的效果，還能在兩週內在不用藥的情況下，讓 85% 的患者安全地擺脫憂鬱症。這種效果是任何抗憂鬱藥物的近兩倍，而且沒有任何嚴重的副作用。

在席利診所，我們治療過三萬多名患者，其中大多數已經對常規醫療所提供的一切療法沒有反應了。我很早就意識到，人類的重大身心問題往往是個人存在危機所導致的結果。然而，病人通常關注的是背痛或頭痛導致他們無法正常工作或走路，或是外在的其他

病痛。倘若我們詢問背後的情緒因素，病人就會抱怨家人或同事。至少有 40% 的美國人被臨床診斷有憂鬱症，70% 的人對自己的工作或職業不滿意，而高達 97% 的人沒有以下這四個保持健康的基本習慣：

- 不抽菸（28% 的人抽菸）
- BMI（身體質量指數）介於 18 到 24 之間（有三分之二的人超過 24）
- 每天吃五份蔬果（平均為 3.4 份）
- 一週運動五天，每天至少運動三十分鐘（只有 10% 的美國人有做到）

　　沒有做到這些常識性的健康習慣，導致了普遍的不快樂，佛洛伊德可能會將這種不快樂描述為死亡的欲望（death wish）。儘管如此，還是有 80% 的美國人說他們信奉上帝，相信有來生（靈魂）及「愛人如己」的金科玉律 *。然而，諸如原罪的教條、東西方文化中男性的主導地位及推脫責任等因素，都會導致這種普遍性的不快樂。我很高興地發現，已經有 20% 的人擺脫了這種惡性社會洗腦的影響。

---

* 編按：在西洋文化中通常指的是《馬太福音》的耶穌教誨：「你們願意他人怎樣待你們，你們也要怎樣待他人。」

靈魂醫療是用來對治靈性與身體不適的解藥，一旦在靈魂層面獲得療癒，身體和心智就不會再受到社會陋習的壓迫。在這本書中，我們摘錄了許多奇蹟療癒的案例，並真實呈現神聖治療的生理反應，包括腦電圖的變化、水中分子鍵的改變及其他影響（連細菌與酶都不例外）。

很早以前，我就設想過一套研究生課程，讓學生在靈性治療領域進行一些有意義的研究。二〇〇〇年，我跟安‧南利及鮑勃‧南利夫婦（Ann and Bob Nunley）共同創辦了好樂斯大學神學研究所（Holos University Graduate Seminary），提供遠距教學的認證課程。所有的課程與研究融合了歷史、神學及科學基礎，以提出整合身心靈健康的最佳策略。

好樂斯大學擴大了以靈性為基礎的整體治療研究，強調普世都可通用的靈性方法，以滿足當代社群對靈魂醫療日漸增加的需求。作為一所神學院，好樂斯在健康研究上特別重視靈性層面；而作為一所大學，好樂斯則力求在教學及科學研究上堅持最高的標準，並希望能成為主要學術機構與主要宗教機構之間的橋梁。好樂斯的課程安排，重新評價了偉大宗教的基本教義，也對信仰與靈性的普世價值、人際關係和跨文化做了廣泛的理解。它支持專業、以整體為導向的靈性諮詢方式，並且採用嚴格的實驗計畫書來支持獨立的學術研究。

由於大多數疾病似乎都與缺乏自信、焦慮及憂鬱有直接關係，而其根源可能都跟信仰危機有關，因此好樂斯認為，整體醫療與普

世的最高靈性原則是身心靈及情緒健康的基礎。神學研究所坐落於
密蘇里州，於二○○三年完工，包括一個寬敞的禮拜堂、行政人員
辦公室以及住校生上課的教室。到目前為止，好樂斯大學神學研究
所已經有兩百多名神學博士及靈魂醫療專業的畢業生，在靈性與直
覺上都學有所成。

　　此外，我和直覺治療師凱若琳‧密思（Caroline Myss）還一起
成立了美國科學醫療直覺委員會（American Board of Scientific Medical
Intuition），負責認證醫學直覺者及直覺諮商師的能力。在未來幾
十年裡，隨著靈魂醫療機構逐漸受到認可及正規化，像好樂斯這樣
的訓練課程，以及像美國整體醫學協會、美國科學醫療直覺委員會
這樣的認證程序，將會扮演越來越重要的角色，為這個新興行業提
供獨立的標準及公信力。

第 4 章

靈性與科學從分流到匯合

道森・丘吉博士

　　我是傳教士的孩子，從小在一個以教堂為中心的家庭長大。我父親最初受到衛理公會的影響，被任命為浸信會牧師，然後逐漸轉移到融合五旬節及聖餐崇拜特色的聖公會靈恩派教會（Charismatic Episcopal Church）。然而，比起後來我遇到的一些反智基督教徒，我的家庭及社交圈子絕對沒有那麼封閉保守。我們和十七、十八世紀的英國牧師有許多共同點，包括求知欲強、見多識廣，以及對教會繁榮的社會背景有敏銳的覺察力。我們會經常討論當時的政治及宗教問題。

　　對一九五〇年代的牧師而言，教堂的禮拜儀式都在週三晚上、週六晚上、週日早上（二到三次）及週日晚上舉行。除此之外，日常行程還包括探訪生病及垂死的教友。教區居民經常會到我們家來，在當時的社會，不說一聲就突然跑到牧師家裡是每個教區居民都習以為常的權利。在我父親的傳教過程中，他（有時候是我們全家人）會遇見很多其他教派的牧師，其中有些人很有名，例如葛理翰（Billy Graham），尼基・克魯茲（Nicky Cruz），吉米・史瓦加（Jimmy Swaggart），奧爾・羅伯茲及理查・羅伯茲（Richard Roberts）。

　　對於教區居民或牧師的問題，不可避免的答案除了一杯伯爵紅茶之外，就是禱告。禱告是一種懇求，懇求上帝介入解決疾病的治療、會眾的猶豫不決、配偶的離棄或是失業問題。我最早的一個記憶大約是七歲時，我站在一群圍成一圈禱告的人中間，裡面包括我祖父、父親，以及很多的叔叔伯伯（他們都是牧師、神父或執事）。

　　在那個年紀，我已經大到開始注意到大多數牧師的傳道內容與他們的生活方式有很大的落差。近距離觀察他們的行為，會讓人大失所望。我曾經看到一個牧師在週日慷慨激昂地宣講耶穌基督的愛，然後在週一惡意地貶低妻子、叱罵孩子、虐待傭人。這讓我對宗教的憧憬都幻滅了。我想知道，如果宗教真的有轉變的力量，為什麼它的道理影響不了宣講者的日常想法和行為呢？

神奇的靈氣點化

　　我之所以會對七歲時那個圍著圈圈禱告的情景記憶猶新，不是因為其中那些人的個性，也不是因為他們禱告的內容。這些細節我早已忘記了，但當我閉上眼睛時，我注意到他們每個人的頭頂上似乎都升起了紫色的光及能量柱，而且還會隨著禱告變強。我記得自己偷偷睜開眼睛，想看看這樣的現象是否真的存在。但當我睜開眼睛時，除了一群慷慨激昂的男人在說話和搖擺之外，什麼都沒看見。於是我再閉上眼睛，那些光柱又出現了，而且每根紫色光柱都圍繞著藍綠色的薄霧。

雖然我們住在一個非常虔誠的社區，但在神聖的覺知方面並沒有高人一等。到了我十五歲發現東正教深奧的神祕傳統，以及東方宗教對靈修與精微身體的詳細描述後，我那些神聖的深刻體驗才有了歸屬之地，而這些經歷在伴著我成長的基督教基本教義派中從來沒有得到過回應。

我開始學習長青哲學（Perennial Philosophy）*的相關課程，也開始研究神聖治療。一開始我接觸的形式，是一種稱為「靈氣點化」（reiki attunements）的能量醫療形式。它跟觸療和靈氣治療很類似，不同之處在於點化者著重的是人體的內分泌腺體。我注意到，在分享或接受靈氣點化時，身體可以感知到一股強大的電流。

我記得有過一次靈氣點化的深刻體驗。有一次我跟另一半布蘭達做一個工程項目時，她幫我扶著窗框，好讓我用釘槍把釘子打進四個角落。當我扣動扳機，射出的釘子因為撞到窗框上的另一根釘子而偏離，一瞬間就射穿了布蘭達的拇指根部，再從指甲的中間戳出來。傷口流血不止。

我陪著布蘭達坐下來，把我的雙手覆蓋在她受傷的拇指上，並開始運用基本的靈氣點化療法，讓療癒能量流經我的雙手。沒多久，她的拇指就止血了，然後變得青紫一片。隨著能量持續流動，瘀青逐漸變淡、消失，破裂的指甲片也重新密合。最後，她的指甲

---

* 譯註：長青哲學是宗教哲學的一種觀點，認為世界上各個宗教傳統的基礎都來自同一個普世真理，而所有宗教的知識與教義都是由此基礎發展而來；稱為「長青」是因為它在全球各地的每個時代都出現過。

只剩下中間一個粉紅色的小點，那是釘子射穿出去的傷口，拇指根部中間也剩下另一個小點，也就是釘子射進去的位置。整個療程前後有二十分鐘，然後我們就繼續回去工作了。

當布蘭達懷上我們的第一個孩子萊諾時，我開始好奇是否可以把靈氣點化用在胎兒身上。我注意到，當我把雙手靠近孕婦肚子時，可以感覺到孩子的「能量印記」跟母親完全不一樣。曾經有好幾個女人都被我嚇一跳，因為她們還沒有把懷孕的事告訴別人，而且外表完全看不出來，但我卻能夠察覺到胎兒的存在，因此開口詢問她們是否懷孕了。

當我把手放在布蘭達肚子上時，我感覺跟腹中的胎兒有一股很強的連結。從此我幾乎天天都要跟他做靈氣交流，同時也感覺到我們之間的連結越來越強。我還把這段經歷寫成了書，書名就叫《與你未出世的孩子進行靈性交流》（*Communing With the Spirit of Your Unborn Child*），教導每個父母都能使用的基本版靈氣點化方式[1]。

常規醫療與替代療法的融合願景

當時是一九八〇年代初期，常規醫療（有時還莫名地稱為傳統醫療，儘管當時他們完全漠視了靈性治療）與替代醫療幾乎是涇渭分明。醫學界對脊骨治療師還是避之唯恐不及，認為他們是在招搖撞騙，美國醫學協會依然在法庭上堅稱這項行業違法，而大多數的醫師同樣將針灸、觀想及自然療法視為危險的旁門左道。唯物主義

的醫學與唯心主義的醫學，兩者完全無法交流。

　　然而，我的感覺完全不一樣，我可以感受到這兩種派別勢不可當地匯流在一起。靈魂醫療不可能破壞常規醫療的作用，即便病人日夜禱告、採用順勢療法，仍然可以同時仰賴藥物及手術來改善健康狀況。就算是替代醫療的狂熱擁護者，也可能會服用阿斯匹靈來緩解頭痛。就像大多數優秀的醫師一樣，在常規醫療體系中，也不乏跨越單純的醫學技術層面、真心關心病人的好醫師。真正的科學家會對新方法感到好奇，即使這些方法違背了當前正統理論的原則。

　　我第一次意識到諾曼・席利（本書共同作者）的開創性研究，是一九八四年參加人類團結會議（Human Unity Conference）時。那次會議以及整體健康研究所贊助的其他會議，聚集了許多在療癒技術領域舉足輕重的人物。一九八〇年代後期，我出版了一本名為《治療者之心》（*The Heart of the Healer*）的論文集[2]，書中介紹的醫療人員涵蓋外科醫師、腫瘤專家、脊骨治療師、針灸師、順勢療法從業人員及振動治療師。由於我假設替代醫學與常規醫療並無牴觸之處，因此這本書也採用了相同的立場。書中強調所有治療方式都具備共通的元素，此一論點很快就得到了媒體的廣泛接受與好評。

　　我在出版界待了許多年，編輯過不少有關療癒、兩性關係及靈性的書籍，也受到當代許多「先知」的啟發。世界不斷在改變，常規醫療與替代醫療也逐漸有了交集。二〇〇三年，也就是《治療者之心》出版十五週年，我又編輯了一部新的論文選集：《療癒之心》（*The Heart of Healing*）[3]。此時，我已經不需要再為常規醫療

與替代醫療的融合費力遊說了，因為這已經成了既定事實。最近這
幾年，美國患者花在替代療法的費用，已經高於常規醫療的花費
了。醫師也開始研究替代療法，從中尋找解決方案，特別是針對常
規療法束手無策的慢性疾病。另一方面，替代療法的治療師也意識
到其療效的局限性，在需要時將病人轉介給常規醫療的專家。

　　我相信科學，也對科學有濃厚的興趣。我遇到許多自稱「治療
師」的人，他們使用的方法看起來令人生疑，而且資歷也往往說不
清楚。我不想讓他們治療我的能量體，就像我不想讓沒有經驗的精
神醫師治療我的心靈，或讓中世紀的理髮師切開我的身體一樣。如
果靈魂醫療有效，一定有可靠的科學能夠解釋其中的原因。靈魂醫
療中確實有一些現象目前還無法用科學解釋，但這並不代表它們不
可信，只是意味著目前我們的實驗設計及方法還無法研究這些現象
而已。隨著實驗的發展及理論獲得驗證，我們正在為靈魂醫療建立
一套越來越完善的科學基礎。我們不應該因為科學尚未能描述的機
制，就否認奇蹟療癒的現象；也不應該因為科學小心謹慎的做法往
往趕不上療癒的神祕變化，就抗拒科學。法國心理學家米歇爾·高
格林（Michel Gauquelin）在《宇宙鐘》（*The Cosmic Clocks*）一書
寫道：「科學家們知道，在觀念史上，魔法總是先於科學，現象的
直覺總是先於它們的客觀知識。」[4] 勞瑞·杜西醫師則在著作《超
越身體的療癒》（*Healing Beyond the Body*）中呼籲我們，要「重
新考慮很多目前常見的療法，像是使用阿斯匹靈、奎寧、秋水仙鹼
和盤尼西林。長久以來，我們都是先知道這些療法有效之後，才知

道它們的作用原理……應該不會有人因此感到驚慌，因為大多數人對於醫學史的發展都知之甚微」[5]。

　　我不是要你放棄常規治療。在後面的章節，我們還要一起深入檢視哪些情況使用常規醫療的效果良好，而哪些情況更適合替代療法。但無論如何，身體固有的自我修復機制，應該永遠都是我們治療疾病的首選。只不過身體的自癒能力，可能需要協助才能被激發出來。這些刺激可能來自針灸師的三焦療法，或是腫瘤專家清除癌變細胞。不論是哪種方式，都可以在不會造成任何傷害下，把靈魂醫療的力量加在所選擇的療法中。幾個月前，我在嘗試過幾種治療耳咽管阻塞的替代療法後，還是去看了出色的家庭醫師羅伯特・多佐（Robert Dozor）。在仔細研究病歷之後，他欣然地幫我開了適合病症的處方——最強效的類固醇。靈魂醫療搭配最好的替代療法和常規醫療，確實是一種良好的治療方案。

能量心理學創造的醫學奇蹟

　　有一種統稱為能量心理學（Energy Psychology）的新療法，正在徹底改變我們一向認識的醫學和心理學。其中最著名的是情緒釋放技巧（Emotional Freedom Techniques，簡稱 EFT），EFT 是快速簡便的捷徑，不像能量醫療（例如靈氣點化）需要多年訓練才能精通。EFT 只需要去輕敲經絡穴位，並認可你所想要的結果就行。以EFT 敲打為主題的書很多，例如 EFT 開發者史丹佛大學出身的工

程師蓋瑞・克雷格（Gary Craig）所著的《EFT 使用手冊》（*The EFT Manual*）[6]。最近幾年，我開始教導醫師、護理師、心理學家和其他健康照護專業人員 EFT 及其他能量心理學的干預措施。同時，我還對 EFT 進行了隨機臨床試驗，以評估 EFT 相對於現行療法的效果。結果發現，EFT 在緩解憂鬱、焦慮及創傷後壓力症候群（PTSD）方面，表現出了顯著的效果。

　　事實證明，當你治好情緒創傷時，身體也會隨之痊癒。凱薩醫療機構針對 17,421 名成年人所做的大規模研究發現，兒童時期的情緒創傷與成年後的疾病有很強的相關性[7]。童年過得很不好的孩子，長大後更容易罹患癌症、心臟病、憂鬱症、高血壓、糖尿病及許多其他疾病。他們抽菸的可能性是其他人的三倍，而自殺可能性則是三十倍。因此，我研究了以下這個問題：如果情緒創傷與疾病有關，那麼當我們釋出情緒創傷後，疾病會有什麼變化？結果顯示，疼痛會明顯減輕，而且客觀的健康指標也會改善。在一項研究中，收集了三十三名患者的疼痛評量表，在經過半小時的 EFT 治療後，他們的疼痛程度下降到治療前的 48%。而在治療一個月後，疼痛程度更是下降到治療前的 35%[8]。

　　這些年來，我覺得最有成就也最滿意的一件事，就是把 EFT 敲打用在從伊拉克及阿富汗執行完任務回國的英美退伍軍人身上。這些軍人中有很多人都是因為罹患 PTSD 而退役返家的，按照軍方的精神科醫師估計，PTSD 退伍軍人的人數多達三十萬人。在一項前導研究中，我收集了十一名身體、心理或身心都受到嚴重打擊的

退伍軍人及其家人的數據。他們接受由教練和治療師組成的團隊進行了為期五天的密集 EFT 敲打治療，每天兩到三次療程。五天後，他們 PTSD 的病情改善了 63%，焦慮、憂鬱和敵意情緒也下降了[9]。英國國民保健署在發現 EFT 用於治療退伍軍人的強大效果後，也正在進行用 EFT 治療 PTSD 的隨機盲測臨床試驗[10]。

現在，有很多治療師都採用能量心理學的方法治療退伍軍人。他們的名字與研究結果都被收集在一個稱為「伊拉克退伍軍人壓力研究計畫」（Iraq Vets Stress Project）的網站上（www.StressProject.org），這個計畫的目的，是把尋求有效治療的 PTSD 退伍軍人及治療師、支持團體，以及支持他們的科學證據連結起來。

由於 EFT 在治療各種心理與身體不適有出色的效果，我開始好奇若把 EFT 用在健康的人身上會發生什麼事。於是，就有了奧勒岡州立大學的籃球隊研究。在籃球隊有些隊員學了 EFT 後，球隊贏得了全國冠軍。一次可以說是巧合，但球隊接著又史無前例地拿回了第二個冠軍獎盃。當時我受邀參與了其中一項研究：男女籃球隊的隨機盲測。我們要求實驗組做 EFT 敲打，而對照組則接受一位著名的前大學籃球隊教練的戰術及技巧指導。在重新進行測驗時，EFT 組的罰球得分率比對照組高了 38%。那麼他們做 EFT 敲打的時間有多長呢？答案是：每個球員只有十五分鐘[11]！

現在，在美國及其他地方的醫療院所，有十多項關於 EFT 和其他能量心理學干預措施的研究正在進行；而在土耳其的安卡拉大學（Ankara University），能量心理學則是所有心理系大學部學生

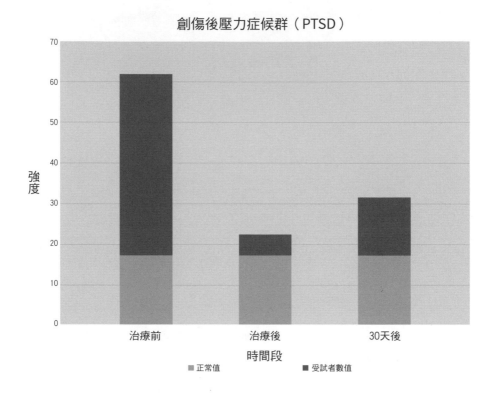

創傷後壓力症候群（PTSD）

的必修課程。至於前面提到的英國國民保健署已經開始了第二項的臨床試驗，用以評估 EFT 對於治療老年患者疼痛問題的效果[12]。

未來醫療體系的可能面貌

　　第一章曾經提到 DNA 與意識的研究，讓我們開始了解意識的強大作用，這些研究同時也補足了常規醫學與替代醫學之間所欠缺的一些聯繫。關於基因與意識的相互作用，我鑽研得越深就越受到

啟發，也越想要與更多人分享這種覺知。我如飢似渴地閱讀了大量
的書籍和研究，尤其是探索療癒機制的那些新實驗。最後我將自己
的文章、實務經驗及研究寫成一篇畢業論文，而我的畢業論文口試
主席就是諾曼・席利博士。等我後來讀過他的著作《神聖治療》
（*Sacred Healing*）後，就建議將這些想法和當時的研究收錄在這
本書中。最後我的那篇畢業論文大部分都收進了《基因中的精靈》
（*The Genie in Your Genes*）一書出版，再版多次後，還被一些整合
醫學大學當成教科書使用 [13]。此外，我還創辦了非營利性質的靈魂
醫療研究所（Soul Medicine Institute，網址為 www.SoulMedicineIn-
stitute.org），用以教授及研究能量心理學，並聘請諾曼・席利及其
他知名人士擔任顧問委員，帶領著這個振奮人心的療癒新領域持續
發展。

　　對於書中提及的這些治療技巧，我從單純書寫、實際學習，再
到深入研究，現在則是開始培訓與傳授。有了大量嚴謹的科學研
究，以及有更多資源的主流機構接棒之後，我逐漸把重心放在如何
快速地將這些結果傳遞給數百萬人。因此，我每年都會做好幾場的
主題演講、為公司提供諮詢、培訓醫護專業人員，以及接受電台及
網路訪問，盡可能地讓這些新方法引起眾人的注意。我還成立了一
家 EFT 培訓公司（EFT Power Training），積極地向群體（例如公
司員工、醫院的醫護人員，或部署在各地的軍營）展示如何把這些
方法應用到日常生活中。憑藉著堅實的科學研究基礎，以及學習這
些先進技巧行之有效的成果，我相信能量心理學將會迅速成為全球

基礎醫療的一部分。

　　還有一些重要的問題讓我一直耿耿於懷：療癒奇蹟、振動療法、電磁療法、能量心理學，以及阿育吠陀、薩滿和針灸這一類的傳統醫療形式，要如何融入醫學版圖之中？有哪種治療理論可以解釋這些方法的有效性？療癒背後的生物機轉，科學可以告訴我們什麼？哪些治療領域可能是未來實驗及研究的目標？一個能夠把現代生物醫學的精華與最有效的靈魂醫療實務兼容並蓄的醫療體系會是什麼樣子？下個世代的醫療、醫院及醫生會是什麼樣子？以上這些就是這本書將要探討的有趣問題。

第 5 章

當代傑出的靈能治療師

　　絕大多數會當醫生的人都是因為慈悲心，以及想要幫助病患的無私心願，其中許多人都是名副其實的治療者。然而，根據《美國醫學雜誌》（*American Journal of Medicine*）的觀察，他們後來都會偏離原本的目標：「當前這些耗時的培訓過程需要聰明、富創造力又樂於助人的年輕人，最後卻往往把他們變得冷漠又疏離，失去最初行醫的理想……製造出一批與醫學所信奉的素養背道而馳的醫生。」[1] 暢銷醫師作家瑞雀‧娜歐米‧雷門（Rachel Naomi Remen）寫道：「年復一年，在全國各地的醫學院裡，一年級新生滿懷著成為醫生的使命感和興奮之情。四年之後，這種興奮就被憤世嫉俗和麻木取代了。到了畢業時，學生們看起來已經學會了該做的事，卻忘記了他們來這裡的初衷。」[2]

　　像歐斯塔德‧帕瓦蘭德這些有天賦的治療師，甚至沒有經過嘗試就選擇做一個獨立治療師。在這條路上，由於擺脫了以疾病為中心的模式束縛，他們可以做得更好。勞瑞‧杜西說：「他們只是『知道』自己必須成為治療者，並竭盡所能地落實這樣的使命……順從著深刻且原始的驅動力……」[3] 接下來，我們要介紹其中的一

些人，以及他們非比尋常的療癒能力。

英國第一個靈療師：哈利·愛德華

　　哈利·愛德華（Harry Edwards）或許是二十世紀英國最著名的靈療師，也是英國靈療師全國聯合會的前會長。由於他的努力，使信仰治療成為整體醫療體系的一部分，在英國，信仰治療師有機會在醫師診間有個正式的職位來協助治療。雖然英國醫學界及教會都對他的作為表現出極大的敵意，但他並沒有因此退卻或氣餒。反正，這兩種機構都「不可能承認有其他成功治癒病人的方式」[4]。

　　愛德華認為，凡是有極大熱情及渴望去幫助他人的人，都可以發展出治療疾病的能力。他表示，一名合格的靈療師必須心胸寬闊、慷慨大方、樂於奉獻，以及對於有需要的人富有慈悲心。他還覺得為人治療而收取費用的行為是自私的，因此不太可能成為出色的靈療師。

　　二次大戰後，愛德華的靈療故事成了全國矚目的焦點；到了一九七〇年代中期，他每週可以收到九千多封病患請求遠距治療的信件。愛德華是個天賦異稟的傳奇靈療師，但他認為大多數人都需要在他那裡接受多次治療才能完全康復，很少有人能在一次治療後就痊癒。他還對病人說自助才能天助，在治療慢性關節炎的患者時，他除了做多次的按手禮之外，還鼓勵病人要做居家按摩及柔軟操。此外，他也覺得有必要引導病人的心理狀態，朝向病痛一定能夠療

癒的方向推動。愛德華認為，精神上的痛苦是由於情緒、性、無法實現理想，以及渴望表達內在的自我卻求而不得所引發的。根據他對於自己工作的評估，有 80% 的病人可以從他的治療及信仰系統獲得改善；有 30% 的病人可以完全康復，甚至還有 10% 的人當場就痊癒了[5]。一九七六年他辭世後，其靈療工作由哈利‧愛德華靈療庇護所（Harry Edwards Spiritual Healing Sanctuary）接手，一直持續到今天。

奧嘉‧沃勒：最受研究者青睞的靈療師

　　安布羅斯與奧嘉‧沃勒夫妻在華盛頓山聯合衛理公會教堂主持了將近三十五年的靈療服務。在安布羅斯去世後，奧嘉仍繼續在週四提供服務。曾經被奧嘉奇蹟治癒的病人，各種病痛都有，而且許多人都會多次回診。諾曼拿到了其中九個患者的醫療紀錄，還有一些人給奧嘉寫了感謝信，例如以下這兩封信：

　　　「靈療時，我感覺有一股熱流在身體裡移動。我的暈眩症消失了，而且在接受靈療後的幾個月都沒有復發。」
　　　「從上週四上午後，我去年開始發作的關節炎幾乎完全不痛了。讚美神。」

　　艾默‧葛林（Elmer Green）博士與其夫人艾莉絲是心理治療

機構梅寧格基金會（Menninger Foundation）的研究人員。他們對奧嘉・沃勒所做的測試結果非常驚人。他們先在奧嘉身上連接上各種電子監測設備，包括腦電圖、心電圖及皮膚電流計。奧嘉被安置在一個空房間裡，兩側相鄰的房間都是空的，而對面走廊的兩個房間，一間是中控室，用來記錄研究中的測量數據，另一間則隔著走道離奧嘉所在的房間有四個房間遠，裡面安置了十二個病人，他們也跟奧嘉一樣連上了各種測量儀器。

　　奧嘉看不見她要治療的患者，也沒有被告知關於患者的個人資訊或病情。中控室會記錄奧嘉的聲音，並同時監控她與患者的狀況。在奧嘉「送出」靈能治療患者的同時，十二名患者中有四人的腦電圖發生了明顯的變化。在治療其中一名患者時，奧嘉說：「我認為這個病人有抽菸，因為我感覺到自己像是穿透過黏稠的糖蜜傳送我的能量。」她的感覺是正確的，這名患者的確有抽菸[6]。

當代著名的靈療師

　　美國有些知名的靈療師，其中有幾個人是我們曾經接觸過的，包括：

　　前天主教神父榮恩・羅斯（Ron Roth）用他的靈療工作和演講來傳播福音，他收到過許多自認為被完全治癒的患者來信，諾曼從中挑選了三個奇蹟治癒的案例；而在茱蒂斯・尤斯洛－羅德沃德（Judith Joslow-Rodewald）與派翠西亞・韋斯特－巴爾克（Patricia

West-Barker）合著的《靈能療癒》（*Healing Spirits*）一書中提供
了更多的案例。榮恩強調，除了身體的病痛之外，更必要的是治療
心理問題及精神創傷[7]。他所領導的宗教組織「禮讚生命事工」
（Celebrating Life Ministries）治療過許多人，其中也包括了不同信
仰的人。他出版過不少著作，也發行許多 CD 與 DVD。

　　麥可田村（Michael Tamura）是靈性導師及靈療師。三十多年
來，他透過靈療幫助過很多人，目前與夫人拉斐爾在加州的沙斯塔
山（Mount Shasta）執業，經常到各地旅行。他寫了一本書叫《你
就是答案》（*You Are the Answer*）。

　　紐約水牛城的天主教玫瑰崗大學（Rosary Hill College）教授潔
絲提‧史密斯（Justice Smith）修女，有了一個相當重要的發現：
一九六〇年代晚期到一九七〇年代早期，加拿大的伯納德‧葛瑞德
（Bernard Grad）博士曾經研究過靈療師艾斯塔本先生（Mr. Ester-
bane），他就像奧嘉‧沃勒一樣，也可以在胰蛋白酶（trypsin，一
種可以分解蛋白質的酵素）遭受到嚴重破壞後，將其「治癒」。葛
瑞德博士還證明，艾斯塔本先生能夠讓老鼠皮膚上不同大小的傷口
明顯癒合[8]。

　　波蘭籍的米亞特克‧沃克斯（Mietek Wirkus）目前定居在馬里
蘭州靠近華盛頓特區的地方，是名聞遐邇的能量治療師。諾曼取得
證據，可以證明他有能力治癒聽力嚴重受損的人，有六名患者在接
受過他的治療後，聽力有了明顯改善。沃克斯喜歡跟醫生一起合
作，從波蘭移民美國之前，主要在波蘭的醫療中心工作，是領有執

照的生物能量治療師。他曾經接受梅寧格基金會艾默・葛林博士的測試，發現他所送出的治療脈衝，可以測得驚人的八伏特電壓。沃克斯治療過許多華盛頓名人，其中也包括國會議員。

米亞特克・沃克斯還參加了一項對照案例研究，該研究使用腦電圖來測量靈療過程中靈療師與患者的腦部功能，以及測量遠距治療的情形。研究人員發現，當靈療師大腦某些部位的頻率改變時，患者也會跟著改變，而且患者的腦波頻率變化比靈療師還要大。遠距治療時，靈療師的腦波比現場治療時更穩定，近距離時可能多少會受到患者的影響[9]。

迪娜・史皮爾（Deena Spear）是當代最傑出的靈魂治療師之一，曾是一名神經生物學家，與其他人合作了好幾篇農藥對於環境負面影響的論文。當她意識到實驗室的化學藥品對自己的健康會有不良影響後，就轉而研究小提琴的製作與聲音學。在從事小提琴製作二十年後，她發現自己可以不用任何工具，單靠意念就能改變小提琴的聲音和振動。隨著她與丈夫羅伯特・史皮爾（Robert Spear）兩人的製琴手藝聲名鵲起後，很多使用他們樂器的音樂家更發現，需要調整樂器時根本不需要特意跑一趟，因為迪娜可以進行遠距調音。他們經手的樂器不論強度、音質及演奏性都有了戲劇性的變化，這對迪娜與專業音樂家來說都是一種肯定，連世界知名的大提琴家羅斯托波維奇（Mstislav Rostropovich）都買過他們的大提琴。迪娜的確能夠透過心靈感應來加強樂器的音質，她還發現自己可以把同樣的技巧用在人類與動物身上來幫他們康復。對迪娜而言，不

論是身體或情緒問題，都是聲音的振動。

　　她寫了《天使之耳》（*Ears of the Angels*）一書，幽默記錄自己從康乃爾大學培養出來的生物學家，變身為專業的小提琴製作者，再搖身一變為專業靈療師的過程，書中還寫了各種療癒見證和故事，其中有些內容還是病患親自寫的[10]。

　　例如，她治療的前幾個移植病例中，有一名移植病人在接受她的遠距治療後，血中肌酸酐（creatinine，一種代謝廢物，是腎功能的指標）的濃度大幅下降，救了她的性命。由於危及生命的感染，醫生被迫減少這個病人的免疫抑制劑使用量。病人在七年前接受了腎臟移植，從此之後就一直在服用免疫抑制劑來阻止身體對於移植腎臟的排斥。如果沒有服用常規的劑量，醫師預料腎臟將會壞死，而血液中的代謝物濃度也會飆高。

　　接受過迪娜的治療後，病人的情況與醫生所說的正好相反。不知情的醫師，對病情發展感到非常困惑。她的腎臟功能比以往任何時候都要好，血液也更乾淨；而這所有一切，竟然是發生在免疫抑制劑的使用劑量遠不及過去七年的情況下。

　　此外，迪娜也開發了一些工具來幫助人們轉移意識。其中一種結合了音樂與話語，腦電圖顯示她的錄音檔可以平衡大腦的左右半球。克莉絲汀‧諾瑟普（Christiane Northrup）醫師這樣描述迪娜：「她的一名學生瑪格麗特‧威爾斯（Margaret Wells）醫師專攻職業病學，治療那些因工作受到傷害的人。威爾斯醫師最近在職災醫院看診，並一直使用她從迪娜那裡學到的靈療技巧，取得了相當大

的成效⋯⋯

「有一個星期，威爾斯醫師的急診室裡來了六名患者，他們的眼睛跑進了金屬屑及其他異物。金屬屑進入眼睛可能會留下鏽環，需要一點一點刮除⋯⋯在參加迪娜的工作坊之前，威爾斯醫師通常會把這種病人轉診給眼科醫師。不過自從跟著迪娜學習以後，她會使用能量幫病人調整⋯⋯威爾斯醫師使用振動療法來治療六名病患中的五人。在意識到第六名患者抗拒治療後，她把對方轉診給眼外科醫師。威爾斯醫師在報告上寫道，她所治療的五名患者『眼中的金屬碎片很容易就除去了，術後第二天的檢查顯示，這五個人的眼睛都沒有明顯磨損或受傷』。這個結果令人震驚，因為通常都要經過多次手術才能清除所有鏽痕。一般做法需要整夜使用抗生素滴眼液（通常是每小時一次），然而接受能量調整的人中沒有一個人使用眼藥水，也沒有一個人感到眼睛痛。

「《身體與靈魂》（*Body and Soul*）雜誌的一篇文章引用了迪娜的話：『如果能結合能量治療，幾乎所有常規療法都可以做得更好。未來的醫學在於理解我們如何從想法和信仰中創造出健康與疾病；是想法和信仰創建了我們身體的能量場。』我完全同意她的話，而且我也相信，在一兩個世紀之後，當人們回顧我們這個時代所使用的藥物時，一定會納悶為什麼我們對振動療法的了解和使用會這麼少。」[11]

芭芭拉・雷瑟（Barbara Rasor）博士說自己是一個「具有情緒直覺的人」，她很擅長找出病症的根本原因。她以前是核磁共振造

影的技術人員，在成為催眠治療師後，發現自己能夠憑直覺取得病患的情緒和醫療訊息。於是，她開始發展自己的這種能力，並研究這種敏銳感知背後的科學原理。芭芭拉不僅看診，也在好樂斯大學授課。

凱‧藍道－梅（Cay Randall-May）先以直覺解讀身體及能量體，然後再以禱告、按手禮或遠距方式進行治療。在出任神職人員之前，她是加州大學柏克萊分校的昆蟲學博士，研究重點是節肢動物神經與肌肉在發展上的交互作用，該研究對於理解其他動物和人類都同樣有價值。除了柏克萊，她也曾經在很多機構任教，教授解剖學與生理學、普通生物學與科學繪圖等課程。

她發表過數十篇科學論文與文章，還出版了一本書叫《現在一起禱告：如何尋找或建立禱告群組》（*Pray Together Now: How to Find or Form a Prayer Group*），記錄了她在九十多個禱告群組的經驗[12]。這些群組來自不同的信仰，以及好幾種基督教的教派。書中也列出了許多禱告資源與網站。

她堅信禱告的治病能力，原因相當有趣。她說了以下這些故事：「小時候，家人鼓勵我在飯前和睡前都要禱告，那就是為什麼我在十二歲時，發現到我的寵物貓腳趾長膿瘡時，自然而然地就為牠禱告了。膿瘡讓牠無法爬上我家後院那棵樹，我們經常會在這裡一起玩。發現牠的傷口會痛，我馬上在睡前禱告時祈求牠趕快恢復健康，可以再爬到樹上玩耍。我當時根本沒想到，這樣的請求有多麼牽強或不合理。在我為牠禱告的隔天，牠就能毫不費力地爬樹

了。我仔細查看了牠的腳掌，一夜之間膿瘡竟然不見了。

「許多年後，在我讀完加州大學並拿到昆蟲學博士的學位後，我生了一場病，必須動手術。醫生警告我不要馬上出行，但我急著開車去俄亥俄州克里夫蘭的凱斯西儲大學（Case Western Reserve University）做博士後研究。結果我在路上大出血，接著人就到了醫院，而且馬上就要動手術。這一次，我因為絕望而開始禱告，我想像自己透過祈禱，將宇宙的療癒能量集中到身體裡。我持續了幾個小時緊張又孤獨的禱告後，內心突然出現了一個畫面：一隻巨大的手包覆著我的上腹部。與此同時，我全身發熱，內出血立刻停止了。我走出醫院，繼續開車去俄亥俄州，一路上再也沒有出什麼事。」

靈療過程中，凱會引導病人進入一個場域，那裡充滿了無條件的愛。用她的話來說：「我努力在宇宙的療癒資源和病人之間建立起愛的連結。在我看來，療癒能量不是出自於我，而是像水流過水管一樣地從我身上流過。」

約翰·史威爾（John Sewell）是住在喬治亞州亞特蘭大附近的一個出色靈療師，在治療偏頭痛、經前症候群及癌症都有相當大的成效。他認為，病人的靈性越高，他們的治療反應就越快。他還認為，癌症通常是受到某種影響的結果，因此他在治療病人時，都會「詢問身體」是什麼原因引發的。他也注意到：「身體都希望自己是健康的。」

靈療時，他會讓病人躺在按摩床上，接著將雙手放在病人上方移動，並從視覺上去感知能量是否被吸收。然後，他會做肌肉測試

來確認他的觀察結果。約翰認為，釋出創傷需要靠有意識的覺知，否則他的治療「只會是一次不錯的按摩而已」。因此，他會努力將病人深潛的心理創傷帶回到有意識的記憶中。他說：「百分之九十八的疾病都是由情緒引發的。」他要求患者要親自到場，他才能解讀藏在病痛背後的情緒。

透過肌肉測試，他會詢問病人是否準備好接受治療；他發現，通常需要二至三次療程才能建立起足夠的信任，讓病人徹底放下心來相信他。如果是肌肉受傷，只要花二到二十分鐘就能解決。

癌症腫瘤需要更長的治療時間，他發現很多腫瘤通常會在治療四天後消失。他還發現，如果病人曾經接受過長時間的化療，通常不太可能讓他們恢復到原先的健康狀態。他的看法是常規癌症治療會破壞免疫系統，而且通常是不可逆的，因此靈性治療最好在病患接受常規癌症治療之前先做。他的經驗是，癌症會發生，常常是因為個人的心態所致。

在某一次的療程中，他發現單次治療最多可以從身體清除掉三種主要的情緒創傷。然後在處理其他問題之前，需要一週或更長的時間來休息調整。他曾經在巴西一些城市的靈療醫院工作，也曾在亞馬遜叢林中花兩年時間與巫醫一起工作。他注意到他們有很多治療方法都是虛晃一招，但病人卻真的康復了。他曾經質疑巫醫在一場所謂的「通靈手術」中使用縫合用的山羊腸，但薩滿巫師卻提醒他，那名婦人手術後很快就康復了！巫醫說：「有些人長途跋涉了兩個星期來見我，相信他們將會被治癒的念頭，讓他們在途中時病

情就開始好轉了。當我碰觸他們時，只是促使他們原先的信念成真而已。」這個村子裡的數百個居民都很健康，當地除了草藥，沒有其他藥物可以使用；而除了巫醫表演性質的靈性手術之外，也無法取得其他的外科手術。

約翰・史威爾也把肌肉測試用在病人正在服用的處方藥上面。他發現，降膽固醇藥物通常有療效，但抗憂鬱藥物一般都沒有。他也對病人做肌肉測試，以確定他們所服用的營養補充劑是身體需要的。他更喜歡對病人一無所知，他說有時候「他們走進來，手裡拿著一疊厚厚的病歷」。他會告訴對方把病歷放下，然後躺在按摩床上，並向他們保證：「等一下我們再比對病歷，看看我診斷的準確性如何。」

他也進行遠距治療，但更喜歡病人親自前來就診。他發現，遠距治療只能處理疼痛，不能一併處理背後的情緒問題。當他做遠距治療時，自己會躺在按摩床上，並要求病人也一起躺下。同樣的，除了病人的地址，他不需要也不喜歡知道病人的更多細節。即便如此，他還是能夠說出病人的年齡、體重、髮色，以及他們身體上的病痛部位。

他的天賦始於艱困童年的生存技能，「從很小開始我就能夠幫人止血，」他說：「十二歲時，我跟幾個同齡孩子一起去划船，沒有大人在場。我妹妹十歲的朋友滑水時跌倒了，滑水板打中了她的大腿。她痛到在地上打滾，我們趕緊把她拖上船，她不停地扭動著身體哭喊。我把手指伸到她受傷的部位時，感覺有一件『斗篷』罩

在我身上，就像溫暖又輕盈的迷霧一樣籠罩著我。女孩不再扭動、哭泣。然後我跳進水裡，大叫著『輪到我了！』那一天我還沒有機會滑水呢！後來我妹妹對我說：『你今天有點不對勁，但你把她治好了。』」

　　他的生存技能也讓他得以在越戰中活下來；後來他決定要發揮自己的治療天賦來幫助別人。他保持著良好的狀態，不碰酒精、咖啡因、糖或鹽，只喝大量白開水，並充分運動，以便能有清明的心智來做靈療工作。他也會避開電磁場，由於醫院環境有很高的輻射量，他無法在醫院裡工作，不過他說：「安養院倒是沒問題。」[13]

　　儘管約翰・史威爾與眾不同，但他的背景與治療方式在許多方面都表現出靈魂醫療的典型面向，包括：(1) 童年時就意識到自己有療癒天賦；(2) 為眾人服務的強烈意願；(3) 採行可以將他的力量最大化的生活方式；(4) 聚焦疾病的根本原因，以及把疾病視為一種現象的觀點。在下一章，我們將會探索高階靈療師的這些相關面向及其他特徵。

　　唐娜・伊頓（Donna Eden）透過她的工作及暢銷書《能量醫學》（*Energy Medicine*），對這個領域有極大的貢獻[14]。《能量醫學》是這個領域對使用者最友善且最實用的指南之一。她精通許多不同的能量治療技巧，不僅用於病人身上，也在她的書中清楚地呈現出來。她還能夠細膩地察覺一個人是否準備好接受療癒以及在哪裡接受療癒，但她也會毫不猶豫地督促人們為自己的健康負責。唐娜對病人與學生的熱情關懷，都表現在她所做的每一件事上。

　　她說過一個關於某個早期病人的故事，從幾個面向來說明她的治療方式：「一位卵巢癌患者來到這裡，希望我能幫她放鬆身體，為五天後的手術做好準備。醫生告訴她要有『心理準備，把一切都安排好』，因為她的免疫系統很脆弱，從手術中活下來的機會非常有限。醫生也懷疑她的癌細胞擴散了。

　　「從她的能量來看，我很確定癌細胞沒有擴散。雖然她的能量很黯淡，而且會在身體近處潰散，但在我看來，唯一像癌症的地方就只有她的左卵巢。除此之外，從她卵巢能量的質地、振動及外觀，可以看出對我的治療有反應。我能看到並感覺到她的能量發生了改變，療程結束時，伴隨她好幾週的疼痛消失了。

　　「我告訴她，她的身體對於我的治療很有反應，因此我想知道她是否還打算動手術。我擔心她的免疫系統太脆弱，而且我有信心透過能量治療來強化她的免疫系統，還能夠逆轉腫瘤的生長。就在我為了避免無照行醫而跟她做了免責聲明後，她不太確定地說自己可能會因為害怕而取消手術。我還是建議她至少把手術往後推遲兩週。她跟我約了第二天的治療時間，並說會跟她先生討論手術事宜。

　　「當天晚上，我接到了她先生的電話。他憤怒又害怕，罵我是『江湖郎中』，給了他太太虛假的希望，讓她的生命岌岌可危。他告訴我，我絕對沒有機會再迷惑她了。他斬釘截鐵地說，她不可能再回診。當我想要回應時，他就把電話掛了。不久後我回撥電話給她，她接起電話後壓低聲音跟我說話，但明顯很不自在。我告訴她：『沒關係，妳不用推遲手術，但明天還是過來一趟，我不收妳

費用，妳不會有任何損失。我說過的話一定算數。事實上，我還希望妳能帶著妳先生一起過來。無論如何請妳來一趟！』她不認為她先生會答應，但第二天夫妻兩人一起過來了。

「我讓她躺在按摩床上。我希望能找到一種方法，讓這位抱著懷疑態度、對太太有強烈保護欲的傳統男士體驗到他無法否認的療癒能量。我在患者的左卵巢看見一股密集的暗能量，我的手感覺就像在泥濘的沼澤中移動。我請她先生把手放在這個部位上方幾寸，並開始畫圈，用這樣的動作把體內能量吸出來。令他大吃一驚的是，他不只立刻感覺到他正在對抗著某種東西，而且不到兩分鐘，他的手就開始抽痛。最讓他嘖嘖稱奇的是，當他的疼痛增加時，他的妻子則反應說自己的疼痛減輕了。

「療程結束時，她的疼痛沒了，感覺好多了，人看起來也精神多了。透過『能量測試』，他們可以看出她的免疫系統把療癒能量引導到罹癌部位。我教了他一套步驟，讓他每天用在妻子身上。最後他們決定推遲手術，並要求在重新排定手術日期前，做進一步的醫療檢驗。每天他都幫妻子調理治療，還包括我幫她做的三次療程，大約十天後，她接受再一次檢驗。得出的結果是腫瘤消失了。」[15]

唐娜・伊頓與大衛・費恩斯坦（David Feinstein）堅持把這些方法傳授出去，他們還提供一位學員的成功故事。徵得對方的允許後，我把患者的真實姓名及故事寫在下面：

提姆・嘉頓（Tim Garton）是世界游泳冠軍，一九八九年

經確診為非何杰金氏淋巴瘤第二期。當時他四十九歲，腹部腫瘤大約有足球那麼大。他接受手術治療及後續十二週的四次化學治療，之後又接受八週的腹部放射線治療。最初他擔心癌症已惡化到不可收拾，但治療結果相當成功，到了一九九〇年提姆被告知病情已獲得緩解，而他也知道自己再也無法參與國家級或世界級的競賽。但是，一九九二年提姆・嘉頓重回游泳競賽場，並贏得一百公尺自由式世界冠軍。

一九九七年七月初，他又被診斷出攝護腺癌。七月底進行攝護腺切除手術時，顯示癌細胞已經擴散，無法簡單以手術方式清除。再一次，他得每週接受腹部的放射線治療。為期八週的治療過後，體內的癌細胞已經清除乾淨了。

二〇〇一年，嘉頓的淋巴癌復發，這次部位在頸部。提姆進行手術清除，並再次接受放射線治療，頸部留下嚴重的灼傷痕跡。第二年，頸部的另一側出現細胞增生並擴散到氣管，診斷是快速生長的淋巴癌，需要緊急動手術。

醫師告訴他癌細胞已經擴散了，進行的自體骨髓與幹細胞移植都沒能成功，院方擔心腫瘤會轉移到胃部。此時，他的醫師已經束手無策，他僅剩的唯一選項就是高度實驗性的藥物治療，但也不太樂觀。他注射了單株抗體利妥昔（Rituxan），這是獲得低劑量許可、用於處理低惡度淋巴癌復發的一種療法。利妥昔的抗癌機轉是利用患者體內的免疫系統，攻擊被標記的癌細胞。

　　這個時候，提姆另外請了能量醫療治療師金・韋德曼（Kim Wedman）提供協助，韋德曼是唐娜・伊頓所訓練出來的治療師。在提姆夫婦前往巴哈馬時，韋德曼也跟著去。她每天提供一個半小時的療程，包括基本的能量平衡練習、經脈疏通、脈輪淨化，以及按壓神經淋巴和神經血管等穴位。

　　此外，韋德曼還指導提姆夫婦練習一套二十分鐘、每日兩次的能量療法。夫婦兩人在巴哈馬待了三個禮拜，除了第一週由韋德曼伴隨練習之外，其他兩週也持續認真練習。這套療法包括例行的基本能量平衡，以及用於疏通身體能量通道的一些特定方式，不僅能刺激免疫系統，還能將能量輸往胃部、腎臟及膀胱。

　　回到丹佛市後，為了確認癌症會以多快的速度擴散，提姆安排了一次腫瘤學家的後續評估，並見到了當初判定所有治療都沒有用的那個腫瘤科醫師，經過一番重新檢驗後，結果讓所有人都大吃一驚：提姆的惡性腫瘤不見了。在本書寫作的四年期間，提姆的癌症一直都沒有復發。提姆每年都會接受正電子斷層掃描，也沒有再偵測到癌細胞。到底是能量治療或是利妥昔的單次注射，讓癌症在這三週得到緩解？沒有人知道答案。提姆仍然每兩個月接受一次利妥昔注射，也繼續讓金・韋德曼幫他調整能量。

　　我（諾曼・席利）有機會與靈療師比爾・布朗（Bill Brown）

牧師短暫會面並評估，布朗牧師原本是長老會牧師，後來成為一名「以太外科醫師」（etheric surgeon）*。在一九七〇年代中期，我前往喬治亞州拜訪了布朗，實地觀察了他的治療，當時他還幫我治療了頸部問題。

　　布朗進入了一種非常深沉的出神狀態，在沒有實際觸碰到我身體的情況下，他做了如同注射麻醉劑和各種外科手術的一系列操作。他的手變成了深紅色，紅得像甜菜根，而且非常溫暖。可惜我沒有帶熱敏電阻來測量溫度，但這個溫度明顯比他的體溫要高出很多。雖然布朗口頭說了許多治癒的例子，但我始終無法取得相關的醫療紀錄來證明他的能力。

　　幾年前，我遇到了量子觸療（Quantum Touch）的創始者理查·葛登（Richard Gordon），根據他的說明，我把量子觸療的幾個原理概述於下：

1. 能量會跟隨想法改變；治療師使用意念與各種冥想來提升及移動能量。
2. 呼吸可以增強生命力。
3. 治療師提高自己的振動頻率來創造一個高能量場，並使用這個能量場來包覆患者需要被治療的部位。共振與所謂的「挾

---

* 編按：以太外科手術本質上與身體的外科手術相似，不同之處在於它要解決的是以太體的能量問題，而不僅僅是身體的物質構造。

持效應」（entrainment）*能夠讓需要治療的部位改變振動頻率，來配合治療師的頻率。治療師所要做的，就只是製造並維持這種新的共振。

4. 沒有人能真正治癒別人，治療師是有治療意願的人，他們只是維持共振，好讓療癒能夠自然發生。

5. 能量會遵循身體的智慧進行必要的治療，治療師會關注身體的智慧去「追蹤病痛」。

6. 當能量通過障礙時，治療師與患者的體內都會發熱。

7. 治療師在為病人治療的同時，也會自我療癒。

8. 協助治療的能力是每個人與生俱來的。

9. 量子觸療可以與其他所有治療方式配合使用，效果都很好。

10. 要信任治療師，治療全程都要抱持著信心。量子觸療可能會引起暫時性的疼痛或其他痛苦的症狀，這些都是治療的一部分。生命力與療癒過程非常複雜，其智慧遠遠超出我們的理解。

　　當理查・葛登來找我們時，也把他的技巧教給我們的四位員工，其中包括安住於心、放下執念，進入靜默的冥想狀態，並開始感受內在的能量（也就是氣或生命力）從腿部往上移動，然後從手

---

* 編按：受傷部位的頻率通常較低，但在治療時會將頻率提高，好跟治療者形成的能量場產生共振來達到緩解病痛的效果。這種現象就稱為挾持效應，也就是正常的振動頻率會挾持病痛產生的低頻振動來形成同步共振的現象。

掌或手指釋放出來。一旦產生這種內在感受，量子觸療治療師就會把手放在病人從頭頂到趾尖的任何一個有問題的身體部位。我們還讓理查・葛登在不觸到病患身體的情況下，應用量子觸療的原理，在三種不同的情況下，他顯然都能夠在傳送能量給病患的過程中改變腦電圖。

　　我很幸運能夠與幾位非常有天賦的直覺診斷專家一起學習及合作，尤其是羅伯特・萊希曼（Robert Leichtman）博士及凱若琳・密思博士。十多年來，凱若琳和我一直都在教授直覺課程。有越來越多自稱具有醫療直覺的人向我提出驗證請求，其中確實有一些人有相當棒的天賦。培訓及認證這些真正有醫療直覺能力的人，是當今社會的發展趨勢；而本書的部分目的，正是為了促成這一類的培訓與認證。

　　我（道森・丘吉）與靈療師有過多次令人激動的經歷。首先，我必須克服內心的懷疑，即便每個靈療師看起來都有很多戲劇性的奇聞軼事，卻很少有醫學上的客觀證據能證明患者的確康復了。因此，本書會把重點放在可以驗證的醫療紀錄上面。

　　彼得・賽爾比（Peter Selby）是個例外。彼得以前是物理治療師，與妻子安經常到各地去教授課程及提供治療。他們提供的靈療服務，獨特之處在於療程結束後，馬上能夠精準地測量出患者的身體變化。

　　彼得治療時，會在房間內擺一張按摩床。當病人進來後，他會先測量病人各個關節的旋轉角度，例如他可能會讓病人雙手舉高，

看看每隻手臂的轉動靈活度，或是讓病人坐在按摩床上，盡量轉頭往左邊看，測量頸部左轉的角度（比如四十五度）。他通常會選定活動不靈活的關節，當治療前後的參照標的。

然後，他與安會站在距離病人大約十英尺遠的地方，進入了輕微的出神狀態，以便把對方和自己的靈魂資源連結在一起，同時清除阻礙能量流動的障礙。

完成治療後，他們會再次測量同一關節的轉動角度，看看治療前後的差異。我在場那一次，看著他們經手的二十個人在治療後，轉動能力都有明顯進步。其中一名女病人多年前曾發生車禍，頸部只能右轉約十五度、左轉約三十度。她是所有病人中對靈療效果最沒有信心的人，對於賽爾比夫婦是否能夠幫助她幾乎不抱希望。她說：「反正是老毛病了，我的身體也差不多習慣了！」讓她驚訝的是，治療後她的脖子居然可以左右轉動約四十五度。

我躺在按摩床上，讓他們測量髖關節——這是我平常不會注意到的身體結構——的旋轉角度。我抬起右腳、屈膝，把右腳放在左膝上，然後盡可能地轉動右大腿骨。它向外轉動了約六十度，靈活度算是不錯了。

接著反轉姿勢測試左腳，只能轉動約三十度。我很驚訝或是說我沒有意識到，左腳的靈活度會這麼差。然後，彼得與安退後了十英尺，為我僵硬的左側身體做了二十分鐘的靈療。最後我躺回床上，重新測試後，右腳現在可以旋轉九十度了，這是個很大的進步；而我的左腳一直垂落在床邊。「非常好，」彼得說：「現在這

條腿也達到它該有的水平了。」

「等等，我感覺到這還不是極限，它還可以再多轉一點。」我向旁邊滑動，直到左腳掛在按摩床的側邊，然後慢慢往下移，最後停在一一〇度左右。兩年後，我的兩條腿仍然維持同樣的轉動角度；可知療效是永久性的。

儘管賽爾比夫婦使用關節轉動角度來測試治療的有效性，而且我也會毫不猶豫地推薦給有關節毛病的人，但他們的治療重點並不是讓肢體更靈活，而是解決造成身體如此緊繃的核心情緒及精神創傷。他們要直接治療的是這些問題，而不是關節。關節測試只是把病患的能量轉移具體呈現出來而已。

不需使用器械的靈性手術

「靈性手術」（psychic surgery）主要在菲律賓與巴西兩國進行。一九七六年九月，我（諾曼・席利）與梅寧格基金會的艾默・葛林、另一位醫師及一個攝影小組造訪了菲律賓的七位靈性手術師。這些靈性手術師在動手術時，除了心智及雙手，沒有使用其他器械。有六名治療師「動手術」時，病人的皮膚上出現了明顯的血跡，我用棉花採集了二十二位病人的血液樣本。後來證明，所有樣本都是人類血液。

我看到三種不同類型的靈性手術，其中兩個治療師進入了深度的出神狀態。他們的眼睛上翻，在治療過程中眼皮不停顫動。但更

常見的情況是，治療師與平日無異，甚至可以在治療過程中跟我們正常對話。

其中一位靈性手術師叫東尼‧聖地牙哥（Tony Santiago）。他治療的是一個膀胱癌男病患，病情嚴重到瘦骨嶙峋，幾乎可以看穿薄薄的皮膚。當聖地牙哥把手放在病人腹部時，有像爆米花般大小的血塊冒了出來，鮮血噴濺得整個房間都是。我收集到了很多血塊，確實是人類血液。不過，腫瘤大小並沒有明顯改變。

有兩架攝影機聚焦在聖地牙哥身上，現場還有三位科學觀察者。很明顯的，沒有動過手腳的造假跡象。進入治療高峰期時，聖地牙哥的脈搏快到每秒一百三十五下。

東尼‧阿格帕（Tony Agpaou）是當時菲律賓最有名的靈療師，他告訴我：「諾曼，你知道我們為什麼要將治療具象化嗎？就是為了讓病人對我們的能力有信心。」說完，他把雙手分開約一英尺寬，放在一名不會說英文的婦人腹部。我低下頭看她的腹部似乎被打開了，露出了腹膜，這是覆蓋在腹腔各臟器表面的透明薄膜。我甚至還可以透過腹膜看見一層脂肪，看起來像是網膜。我跪下來仔細看。我看到的東西至少距離病人腹部上方一公分處，完全沒有碰到腹部。阿格帕沒有移動他的手，他繼續說道：「而且，就像我們可以具象化一樣，我們也可以做到去具象化。」然後眼前的畫面就消失了。

在這一天，阿格帕不僅很多時候會把血液顯現出來，有時候手術過程還可以看到血塊或類似筋膜的白色組織碎屑。他穿著短袖襯

衫，因此無法遮掩任何東西。我全程跟著他，甚至也跟著他一起上洗手間；在他的允許下，我還去檢查了他那間「手術房」的按摩床與抽屜。一整天下來，他治療病人所「產生」的血，可能有一點五公升那麼多。

堤耶特神父（Padre Tierte）可能是菲律賓最有意思的靈療師，他在一間小聖堂為人治病。我們在那裡看到了他如何清除血塊，也看到他從一名女人背部清除了一大堆惡臭的物質，聞起來就像腐爛的沼澤，很難相信有人會把這種東西藏在房間裡。味道真的很嗆，我差一點就吐了。

另一位叫揚恩．拉布（Jun Labou）的靈性手術師，在為我們現場錄影的電視製作人亞倫．紐曼（Alan Neuman）治療時，發生了一件很有趣的事。拉布告訴紐曼，他的心臟有黏液蓄積。拉布以紐曼的脖子作為治療重點，把手放在氣管與胸鎖乳突肌之間，接著出現了至少有好幾盎司的不明濃稠液體。在他按摩紐曼的上胸部之後，有更多膿液流出來，最後還流了幾滴血。整個過程看起來，就像是外科醫生用手術刀在胸部開了一個洞清除膿腫一樣。我當場收集了一些樣本，後來證明的確是膿液，當中還有許多白血球。我不知道有什麼方法可以隨時儲存及製造膿液，並在最後出現幾滴血，就跟在壓力下切開膿腫所發生的情形一樣。由於術前沒有做過醫學評估，因此我們很難確定是否有過治癒案例。

在我們去菲律賓的一年後，揚恩．拉布被帶到我們位於威斯康辛州拉克羅斯（La Crosse）的診所。我們讓他在診所裡幫十七名病

人進行靈性手術，而鮮血再一次出現了。我取得了其中兩名病人的血樣，還有拉布幫他們清除的血塊樣本，也徵得拉布的同意，取了他的血液樣本。加州柏克萊的一名法醫病理學家檢驗了這些樣本，並確認每個血樣都符合病人的血型，絕對不是拉布的。

　　然而，在靈性手術全程，我沒有看到有任何一名病人被切開皮膚。鮮血就像是自動憑空湧出，彷彿穿過了皮膚流出來。在巴西和菲律賓的一些靈性手術影片中，有時可以看到皮膚上有切開的傷口，但等到手術結束後，在病人身上卻找不到任何肉眼可見的疤痕或是開刀痕跡。

　　以下要談的是一個最不尋常的薩滿巫師丹尼爾，他可以同時治療身體及做靈性手術，來達到更好的治療效果。我們從一位朋友知道這個故事，徵得她的同意後在此分享。

一趟不可思議的療癒之旅

　　時間是二〇〇五年十二月，地點是墨西哥圖盧姆（Tulum）。

　　故事開始：電話鈴響，我拿起聽筒，聽見另一端傳來熟悉的聲音：「我們計畫十二月要去猶加敦半島的圖盧姆，找馬雅薩滿巫師丹尼爾治病。我們想到了妳的腳，妳想跟我們一起去嗎？」我想告訴她我的標準答案：「我不信薩滿。」但話還沒出口，有一個清晰的聲音從內心裡命令我：「去！」在這個念頭的強烈驅使下，我發現自己答應下來了。

　　故事背景：二〇〇四年十二月底，我的左腳做了一次重建，支持踝關節及提供足弓支撐的肌腱基本上全沒有了。外科醫師的技術很精湛，手術進行得很順利，每個人都說這是一次「完美」的手術。最後，我在腳上動了三骨融合術，腳踝多了兩根大螺絲釘。但過了一年，左腳仍然會痛，連右臀也會痛（我猜想是腳痛造成的代償現象）。我採用了很多療法：整脊、按摩、羅夫結構整合療法（Rolfing）、觀想及運動，好讓自己能夠走動，但仍然感覺腳就像不是我的一樣，而且稍微用力就是一陣劇痛。我必須側著身體下樓梯，還要穿上鞋子支撐架。

　　求醫之旅：自稱「薩滿」的巫師，大都是在自己的傳統信仰文化中幫人治病。外邊的人未必能跟這種治病傳統產生共鳴。穿越多重實相的能力，是這種傳統的一部分，至於如何體驗及描述這些多重實相，很大程度上取決於本身的文化傳統。我不知道馬雅薩滿巫師如何幫人治病，但我內心卻莫名地相信，不論發生什麼，我的下一步就在這個時間點。

　　地點：圖盧姆毗鄰加勒比海，是墨西哥度假聖地坎昆市（Can-cún）附近的一個小城市，有白沙和大海。我們住的小屋簡樸卻舒適，還有柔和的海風及悅耳的海潮聲。小屋裡沒有電，天黑後只能使用蠟燭或手電筒。這營造出一種寧靜的氛圍，也重建了日落而息的自然節奏（我們通常天黑就上床睡覺，天一亮就起床）。

　　治療：丹尼爾為我做了五次療程，每次一小時。這些療程不容易描述，因為有太多事情同時在太多層次發生。在純粹的身體層

面，丹尼爾使用的方法或許可以用我所經歷過**最激烈**的羅夫結構整合療法及深度組織療法來形容。很快的，我就知道，直到我腳上每一個能動的部分都動起來之前，他都不打算停手。他以同樣的方式治療我的右臀部，還花了很多時間矯正我的脊椎。除此之外，他還提供能量治療及虔誠的祈禱。有時候，我都覺得深度組織治療如果再深入那麼一點點，我可能就要撕心裂肺地尖叫了。同時，我也察覺到他擁有不可思議的「透視」能力，因為他確實知道所治療的部位發生了什麼。因此，我努力地「保持呼吸」捱過全程。

第一天他就注意到，我趴臥時左腳會落在按摩床外（因為我的腳不夠放鬆，沒辦法平放）。那是他開始治療的部位。療程結束時，當我臉朝下趴臥時，左腳已經可以放平了，整個人處在完全放鬆的狀態。丹尼爾很高興，而我簡直不敢相信我所經歷的這一切。我注意到他的能量跟先前我找過的真正治療師感覺很類似，他還時不時要求我做三次深呼吸。

我的身體狀況一天比一天好。雖然他做的是全身療癒，但把重點放在我的左腳和右臀上。第三天當我醒來時，兩隻腳是交疊在一起的。自從動完手術後，我終於感覺到左腳又是我身體的一部分了！我是笑著從睡夢中醒來的。

在做完最後一次治療後，我跟這位謙遜、真誠的治療師道別時，驚訝地發現自己竟然淚流滿面。他給了我一個溫暖的擁抱，用西班牙文說：「不要難過，我是妳的兄弟，妳是我的姊妹，我們之間永遠沒有距離。」

　　一個月後：丹尼爾的治療成果仍然持續著，我的左腳更靈活了，臀部也不痛了。只有在站著連續工作七、八個鐘頭時，上半身才會有點疼痛。我現在走路的樣子也很自然，左腳終於真正屬於我了，這是最大的變化。不知何故，當所有可動關節和韌帶的靈活度提高之後，就大幅減輕了關節承受的壓力。

　　丹尼爾告訴我們，幾年前他發生過一場幾乎致命的事故，造成了骨折、韌帶撕裂及其他大大小小的傷。復原期間他有過一次瀕死經驗，他是這麼描述的：「我發現自己跟主在星空裡，我懇求能夠與祂在一起，但祂告訴我，我必須回去執行特別的任務，並向我展示了我可以透過祂的靈進行療癒。在我恢復意識後，拒絕了繼續住院的建議。出院回家後，主靈明確地教我治療肋骨骨折及其他傷口的方法，就在主靈的引導下，我慢慢康復了。然後，我開始為人治病。我不知道你們怎麼稱呼我主，但對我來說，祂就是耶穌基督。」丹尼爾在為人治療時，絕口不提宗教信仰及他們的習俗。就跟其他靈療師一樣，他就只是讓聖靈透過他的手來工作。

　　雖然丹尼爾所屬的馬雅文化並不理解他所做的，但附近的馬雅人還是會來找他治病。在一次特別的儀式上，他跟我們說這是自從他與主在星空相遇之後，第一次能夠敞開心懷地跟他人分享自己的故事。他充滿感激地說：「現在，我不再覺得自己像個孤兒了。」他的故事證明了愛的力量，可以讓我們發揮療癒、轉變及超越自我的潛力。

心態的重要性

來自紐西蘭的靈療師羅德‧坎貝爾（Rod Campbell），曾在我們診所治療過許多患者。他說：「被常規醫療宣判死刑卻能康復的那些人，會完全改變心態。一旦被告知沒剩下多少時間可活時，他們就會注意到先前從來沒有去在意的小事，而且心懷感激。」[16]

雖然愛德加‧凱西不是一般所定義的靈療師，但他解讀了近一萬件跟健康與疾病有關的案例，談他這方面的書就有好幾十本。凱西強調，所有治療最終都跟靈性有關，包括向上帝或神聖力量懺悔贖罪，也包括病人的心態、對醫師的信心，以及祈禱或神聖治療。他最常提到的靈性訊息是：

> 要知道，所有力量及所有性質的療癒都來自內在振動的改變，也就是重新校準存在於活體組織中的神性與創造能量。這樣做就是在治療。不論是使用藥物、動手術或採用其他方法來治療，都是在調整細胞生命力的原子結構，好跟細胞固有的靈性重新校準。[17]

愛德加‧凱西的其他解讀，也為我們提供了靈魂醫療為何會發揮作用的一些線索：

• 如果你一直想著「我的腳趾動不了」，那麼你的腳趾就會持

續無法動彈。如果你一直想著「我的胃或肝出了問題」，情
況就會一直持續下去 [18]。

- 藥物只是把身體調整到可以對內部的神性有良好反應，這種
  神性存在於身體的所有微粒、所有細胞及所有原子的每個活
  動中 [19]。

- 沒有任何機械裝置能夠治癒疾病。它們只是把身體調整到一
  種完美的狀態，好讓神聖力量來治療。因為生命是神聖的，
  身體中每個因為疾病、不信任或傷害而切斷神聖連結的原
  子，只需要喚醒它對協調的需求，以及與其他神聖合作的必
  要性，就能讓身體、靈魂實現其存在的目的 [20]。

- 如此一來，身體的靈性或心理影響就能夠治癒任何人。當有
  人可能對患者體內循環的荷爾蒙產生必要的影響時，吸收這
  種荷爾蒙就能讓疾病、失調或痛苦狀態恢復正常 [21]。

由病歷紀錄證明靈療奇蹟

歐斯塔德・帕瓦蘭德對靈魂醫療的偉大貢獻之一，就是他的許
多療癒個案都有醫院的病歷紀錄做為佐證。除了第一章提到的那些
治療摘要之外，病歷紀錄還證實歐斯塔德也治癒了患有以下疾病的
患者：

- 骨肉瘤（osteogenic sarcoma），這是一種惡性腫瘤，無法以

化療方式治療。

- 六個月嬰兒的神經母細胞瘤。
- 六十六歲男子的胃腺癌（手術或化療都很難治癒）。
- 脊髓腫瘤。
- 十天內治好肝炎，肝酵素恢復正常。
- 只能用開刀治療的椎間盤破裂。
- 因視網膜色素病變而喪失 90% 視力的一名男性患者，後來視力恢復到 40%。
- 重度青光眼（遠距治療）。
- B 型肝炎。
- 妥瑞氏症（Tourette's syndrome，一種慢性神經生理病變）。
- 三十八歲的乳癌患者，已轉移到骨骼。
- 四十六歲的男性脊髓腫瘤患者，由美國頂尖神經外科醫師以核磁共振造影確診。
- 松果體的囊腫病變，這名女病患的囊腫完全消失了。

神聖能量瞬間就能穿越時間與空間，並經由這些有天賦的人引導，不論他們的信仰是什麼。詹姆斯・歐什曼研究的靈療師來自不同的文化傳統，包括信仰基督教的治療師、夏威夷巫師卡胡納（Kahuna）、超感官知覺的解讀者及見證者：「一九六九年，羅伯特・貝克（Robert C. Beck）開始了對各種靈療者腦波活動為期十年的研究……用腦電圖記錄下他們的腦波。當所有靈療者處

於⋯⋯『改變狀態』並為病人『治療』時，都會出現類似的腦波模式⋯⋯他們產生了幾乎一模一樣的腦電圖特徵⋯⋯」[22] 這似乎意味著世界各地的靈療大師都能夠進入同一層次的靈魂意識，從而打開療癒的大門。精神病學先驅史坦尼斯拉弗‧葛羅夫（Stanislav Grof）曾經寫道：「很難想像，西方科學會無限期地審查過去累積的所有不尋常證據⋯⋯同時漠視不斷湧入的新數據。」隨著新資訊不斷增加，如今科學也開始繪製靈療師施展魔法的整個過程。

第 6 章

靈療大師的特徵

為什麼靈療師可以產生治療效果,其他人卻不行呢?從關於靈療師與靈療的科學研究,以及靈療師本身的作品和教導,可以看到很多特徵。儘管每個靈療師的治療效果可能差異很大,但還是可以界定出這些靈療師所具有的一些共同特徵。

大多數的靈療師並不認為自己很特別,他們反而會強調每個人都擁有這些能力,只不過可能需要培養才能讓這些能力攀向高峰。透過研究,我們可以了解所有偉大靈療師的共同點,以及如何在日常生活中促使療癒發生。

平靜的情緒狀態

心臟跳動沒有一定的節奏,而是會不斷變化、時快時慢。從心電圖測得的波動程度,稱為心率變異性(heart rate variability)。在任何給定的時間段裡所經歷的心率變異程度,與情緒狀態息息相關。生氣、害怕、焦慮或沮喪都會造成心率紊亂,產生不穩定的心率變異度。相反的,愛、和平、慈悲與平靜等情緒狀態,則會降低

心率變異度，讓心率更穩定、一致[1]。

　　靈療師通常都有強大的靈性修練與堅定的信仰。情緒經常保持平和及平靜狀態的人，如果還能專注在愛與慈悲的靈性修練，更可能進入與療癒有關的生理狀態。在物質的身體層面上，靈療大師可能會很擅長進入這種「心腦諧振」的狀態，佛教的禪修就很強調「入定」，這是將心智與心靈連結起來的必要前提。處於治療狀態下的靈療師，雖然外在的行為很活躍，但內在狀態卻是平靜無波的。他們平常的生活（包括婚姻、金錢及孩子各方面）可能跟一般人無異，但一旦進入治療狀態，他們的內在就會自然而然地轉換到一個平靜、沉著的空間。

強大的意念

　　心能商數學會的實驗人員研究意識對 DNA 的影響後發現，要想影響分子角度，受試者需要的不只是心腦諧振的狀態，還需要強大的意圖或意念。不具有意圖的心腦諧振無法改變 DNA；而沒有心腦諧振的意圖也同樣沒有效果。然而，由平靜、慈悲狀態所投射出來的意圖，確實是有效的。

　　除了進入平靜的內在狀態之外，靈療者還需要一個強大且明確的治療意圖。

　　克里斯多夫・博德（Christopher Bird）是最早為意念的強大力量提供科學證據的作家之一，他在著作《植物的祕密生活》（*The*

Secret Life of Plants）中，描述了一個把橡膠樹連接上測謊儀的實驗。研究人員想看看剪橡膠樹的葉子時，是否能取得不同的讀數。結果是不能，不過當他們偶然回頭看一眼測謊儀的紀錄時，卻被嚇了一跳：在他們心裡想著要剪葉子的當下，就記錄到橡膠樹產生了很大的反應[2]。

靈療師在工作時精神會十分集中，進入一種靜默的祈禱狀態，這種狀態為治療意圖奠定了基礎，讓意圖得以成為承載療癒力量的移動載體。觀想、想像、「向外映射」（outpicturing），以及對想看到的身體變化有堅定的心念；以上任何一種情況，都可以是意圖的內容。意圖或意念的強度可能與效果大小有關，雖然我們已經有能力用科學方法來研究這種可能性，但還有很長的一段路要走。

靈療大師有能力把強烈的意念投射在患者身上。相反的，大多數人的意念都無法攜帶強大的力量，因此你的新年新希望通常不會實現；而祈求和平的軟弱禱告往往會被激烈的戰爭沖毀。如果願望都能成真，乞丐早就發財了。

那麼，如果大部分的意念都只是徒勞無功，靈療大師是如何讓意念變得如此有效？

在福音派基督徒的傳統中，靈療師被稱為「信仰治療者」，這個稱謂承認了信仰與信念在療癒中所扮演的關鍵角色。南非開普敦大主教戴斯蒙・屠圖（Desmond Tutu）可以僅憑信仰就能在治病及解放南非整個國家中發揮關鍵作用。他說過：「某些日子，我要做的事比我能夠做的還要多。每到這樣的日子，晨間我都會意識到需

要多花一個小時禱告。」當人類力量無法解開國家所捲入的仇恨、壓迫及政治暴力時，屠圖仰望並寄託於上帝。信念可以推動政府，當然也可以推動身體，正如耶穌所說：「你的信救了你。」

即使病人自己沒有能力堅持意念，靈療師也能為病人持有意念。堅定相信療癒的可能性，即使在所有證據都指向相反結局的情況下，最後也有可能推動身心靈的所有療癒系統與意念相應。由心能商數學會所進行的另一個研究，檢驗了免疫球蛋白 A 的生成。免疫球蛋白 A 就是我們通常所說的抗體，做研究時可以輕易透過唾液中的濃度來比較。免疫球蛋白 A 是「人體對抗肺部、消化道及泌尿道細菌與病毒的第一道防線」[3]。

該研究的受試者每天早上只花五分鐘抱持著正向的想法，免疫球蛋白 A 的濃度就會急遽上升；這意味著，他們的免疫系統反應增強了。然而，令人驚訝的事實是，這樣短時間的意念，影響卻能持續一整天。免疫球蛋白 A 的濃度下降非常緩慢，到了當天下午，他們體內的免疫因子濃度仍然處於升高狀態[4]。

受試者被要求選擇一種能激發正面情緒的想法，不論他們想的是佛陀、心愛的寵物、國際特赦組織、彼得潘身邊的小仙女、耶穌、美國黑人民權領袖傑西・傑克遜（Jesse Jackson）、真主阿拉、印第安人信奉的強大靈力瓦卡・坦卡（Wakan Tanka）、慈祥的祖母、去太浩湖（Lake Tahoe）滑雪、印度神祕主義者拉瑪克里斯納（Ramakrishna），或是他們的神仙教母，都不重要。重要的不是我們持有哪種信念，而是我們持有信念。

相反的，牢記憤怒的感覺並在腦中回放的受試者，即使只有五分鐘，體內的免疫球蛋白 A 濃度就會下降，而且免疫系統被抑制不只是在那一小段時間裡。在那一整天，他們免疫系統的功能都大幅下降了。心能商數學會主任羅林・麥克雷提也是該研究的作者之一，他說道：「這說明自我誘發的情緒有多麼強大，也能解釋為什麼感冒和流感會在充滿壓力的辦公室裡傳播得如此快。重現負面情緒會掏空免疫系統的力量，而且會持續數小時；而重現正面情緒則能夠增強免疫力。」[5]

對於那些已經絕望並放棄對結果抱持樂觀的病人，靈療師或許能讓他們「重拾信心」。俄國信仰治療師（後來成為心理學家）維克多・克里佛洛托夫（Victor Krivorotov）在研究數百個信仰治療的病例並參與數項科學研究後宣稱，走進靈療師所在的能量場域，病人的能量系統可以被重組，因為他們從擁有強大療癒信念的人那裡「借來了信心」[6]。他在一篇稱為〈愛的療法〉的文章中說：「最有效的療法，與病人和靈療師之間的共振有關，在共振的情況下，病人體內失能的子系統或所有子系統會開始與靈療師的相應子系統協同發揮作用，達到治療效果。靈療師的高度靈性潛能，可以立刻把病人的所有子系統帶入一種和諧狀態。」

一旦意念與心腦諧振結合，就能發揮強大的治療作用。療癒可能是意念投射到身體的結果。

不懈怠的靈性修持

　　大多數的靈療師是以自己的信仰傳統為基礎。不論他們是基督徒、穆斯林、佛教徒、印度教徒或猶太教徒，信仰都比不上自己的靈修重要。

　　靈療大師不可能是偶一為之或是浮於表面的靈修者，他們更可能是神靈的狂熱崇拜者。但他們不是會死守宗教形式的人；相反的，他們的信仰傳統就像活水一樣會源源不斷地流經他們的身上。他們是宗教鮮活的存在，是充滿盎然生機的中心，也是一生以靈性為重的人。他們的靈性就是自己，而不是因為他們做了什麼。

　　保持這種靈性活力的關鍵之一，就是始終如一。偶一為之的冥想可以帶來平靜，但每天不間斷的冥想可以帶來更大的力量。一次次地回到自身的神性，表明神性不僅是答案，也是所有行為的根源。靈療大師的生活以祈禱與奉獻為主，他們能夠與神聖能量建立強大的連結。儘管我們很多人在靈性啟蒙上曾經都有過靈光乍現的時刻（亦即進入高峰狀態），但靈療大師卻是把自己的人生設定為始終如一的靈氣修練。這意味著祈禱是一種生活方式，而不是有求於神時才做的舉動。華裔靈學導師沙志剛對此直言不諱，他說：「低層次的靈魂沒有靈魂世界的通行證，因此無法獲得高層次聖靈的眷顧。這種通行證是透過服務而累積起來的功德，低層次的靈魂沒有為他人提供足夠多的服務，也沒有提供足夠多的奉獻、幫助或關懷。然而……一個為他人服務、祈禱及行善的人，將會累積更大

的福報……聖靈將會眷顧。」[7]

歐斯塔德‧帕瓦蘭德是穆斯林，他教導我們，一個真正的靈療師必須過神聖的生活。對他而言，這意味著要戒菸、戒酒及禁欲，還必須克制憤怒。當我們在危機中求助於神時，可以與神聖現實的源頭建立連結；在神聖現實中，療癒是可能的。我們的意識中存在著一個通道，當我們每天都走向神，就會打開並拓寬這條通道；最後，這個通道會在持續連結的狂喜中占據了我們的意識。靈療大師就是以這種方式，穩穩地走進普通人（沒有靈修經驗的人）幾乎無法觸及的實相維度。不間斷的靈修是必要的，這比你到處求神拜佛更加重要[8]。

遠距治療的神奇能力

靈療師不必要親臨現場，甚至不用待在病人附近，就能夠產生治療效果。人在加州舊金山的歐斯塔德，也可以隔海治療住在英國倫敦的病人。遠距離治療會在瞬間發生，完全超出我們對於時空的概念。時間和距離不會影響靈療師治療患者的效果。

有些靈療師可以透過聽錄音帶或電話裡的患者聲音、看患者的照片（最好是全身的正面及背面照），或者只要知道患者的全名，就能診斷並治療對方的疾病。診斷結果除了所有已知的病症之外，有時還會提供常規醫療無法診斷出來的疾病訊息。

有些靈療師在做遠距治療時會使用代理人，讓代理人扮演被治

療者的角色。當靈療師在代理人身上工作時，是把對方當成目標病人看待，治療效果同樣能夠顯現在目標病人身上。一位名叫理查・葛基（Richard Geggie）的心臟病患者，就有過遠距治療的不尋常經歷，當時的靈療大師是印第安波莫族（Pomo）的洛林・史密斯（Lorin Smith）：

　　一九九〇年代初我住在加拿大的多倫多，因為覺得倦怠無力而去找醫師，他讓我去做心電圖，當天稍晚拿到檢查結果後，他說我的心臟狀態很危險。他要我保持冷靜，不要太操勞，身上要隨時攜帶硝化甘油片，而且不要單獨外出。

　　接下來三天，醫師安排了一些檢驗，我全都不合格，因為我的動脈嚴重堵塞。這些檢查項目包括螢光鏡檢查、心電圖，以及跑步機壓力測試。當我踩踏固定式腳踏車做檢驗時，醫護人員甚至中途就讓我停下來，他們擔心我會因為動脈堵塞的情況太嚴重而死在當場。身為高風險患者，我被立刻安排進行心臟繞道手術。

　　手術前一天，我起床時感覺好多了。我前往醫院做血管攝影，這需要從我的大腿將染色劑注射進動脈。外科醫師希望在手術前找出阻塞的確切位置。我剃了胸毛，醫師正要在我的皮膚上標記預備下刀的位置。等到新的血管攝影片從實驗室送過來後，負責的醫師看了看，一臉不高興。他說他白花時間了，片子上根本看不見任何阻塞。他還說，他希望自己的動脈也能

看起來這麼乾淨。他無法解釋，為何先前其他的檢驗會顯示出我的心臟有問題。

後來我才發現，我在加州的朋友洛林·史密斯一聽到我的心臟有問題，當天就召集了一群弟子進行療癒儀式，時間就在第二次血管攝影前。他在一個人的身上覆蓋月桂葉，並告訴他，現在他的名字就叫理查·葛基。接下來的一小時，洛林帶領大家一起吟唱、祈禱及舞動。第二天，我就獲得了療癒。

我曾經看過洛林神奇地治癒了其他病人。有時他會在出神的狀態下工作，召請來他的祖父湯姆·史密斯（也是非常有名的靈療師）。當他從出神狀態中清醒過來後，完全不記得他說過什麼。

十三年後，理查·葛基為《療癒之心》一書講述這個故事時，仍然非常健康[9]。

抱持強烈的意圖進入一種平靜狀態時，如果能夠持續地投射出本身的靈修力量，靈療師就可以進入量子實相之中。量子實相不受時空感知的限制，而正是時空感知把我們困在了牛頓宇宙的有限體驗中。簡單來說，療癒之所以會發生，是因為時間與空間吻合了量子宇宙的當下時刻。

根據歐斯塔德的說法，愛因斯坦的著名方程式 $E = mc^2$（能量等於質量乘上光速的平方），完美地反映了療癒過程。他推測靈性治療可以將質量轉換為能量，囊腫或腫瘤消失就是質量（生病的組

織）被轉化成能量的例子；而新細胞的生成（例如治療肝硬化），
就是能量轉化為質量的例子。這些治療效果，與靈療師在時間及空
間中是否與患者接近並沒有關係。著名靈療師及靈學導師沙志剛不
僅取得了西方醫學的學位，也師從傳統中醫師郭志辰，他說：「郭
醫師憑藉著五十年的臨床研究及自己傑出的醫學直覺，發現了在細
胞層次上物質與能量之間的關鍵轉換機制。這種轉換機制可以說是
一項量子發現，利用人體中的可用空間（細胞間隙與器官間隙）來
保持身體與能量流的健康。」[10]

靈療能力具有可轉移性

　　有些靈療師可以將自己的療癒能力轉移給其他人，即使是遠距
離也辦得到。在許多案例中，歐斯塔德‧帕瓦蘭德會充分授權給跟
病人有切身關係的某個人（例如照顧父母的女兒），把自己的療癒
能力轉移給對方，授權對方執行某些療法或治療特定的疾病。換句
話說，有些靈療大師似乎有能力授權給其他人，來使用他們個人的
能量銀行。

　　在靈療師的許可下，弟子或其他人能夠介入其他個體的能量系
統來治病。例如沙志剛就經常會讓學生「下載」這種能力，去為親
朋好友治療病痛。這些代理人所擁有的療癒能力，似乎與師承的靈
療大師很類似。

謹守醫病及師徒關係的分際

　　在治療過程中，靈療師不會感染到病人的疾病；而且靈療師也不需要動用到自己的能量來施以治療。一個真正的靈療師永遠不會在治療過程中耗損能量，也不會感到筋疲力盡。沙志剛的學生們驚訝地發現，即使連續工作十五到十八個小時，老師仍然很強大，而且在接下來的一天或一週，他都能保持同樣的能量狀態，如此年復一年。不過，他不會跟病人有過多的牽扯，甚至不允許病人擁抱他。他有很強烈的自我意識，明確地建立起與病人之間的分際。這種「個體化」的能力，讓他有能力從周圍充滿需求與誘惑的泥沼中脫身出來，這對維持靈療大師的能力是必不可少的。

　　靈氣調校或靈氣點化是一種使徒治療的傳統方式，由靈療師召喚神、主或某個神靈來為信徒治病。耶穌、彌勒佛、觀音菩薩或十二門徒之一的聖猶大都可能被召請，出現在房間裡，這種召請不是靠著一般人的有限心智所能設想出來的，而是必須透過靈療大師的無限能力。靈療大師也會處理存在於病人身上的暗能量，這是新手靈療師無法勝任的。

　　還有一些情況是耶穌門徒無法處理的，只能求助於耶穌。《馬太福音》敘述了一個故事：有個人的兒子癲癇發作，心急如焚的父親來到耶穌跟前說：「我這個孩子害癲癇很痛苦，屢次跌在火裡，屢次跌在水裡，我帶他到你門徒那裡，他們卻不能醫治他。」這個故事繼續告訴我們，耶穌「斥責那鬼，鬼就離開」男孩的身上，男

孩「從此就痊癒了」[11]。耶穌順利把病魔從男孩身上驅離，自己卻毫髮無傷、不受任何影響。

靈療師會將治癒歸功於他們的神聖源頭，而不是攬在自己身上。表面看起來似乎是靈療師的謙卑，但事實上，正是這種心態讓他們得以與神聖連結，而這種連結對於維持長期的治病能力是非常重要的。除了宗教意義之外，耶穌還被譽為有史以來最偉大的靈療師之一，他曾說：「乃是住在我裡面的父，做祂自己的事。」[12]

不是大師級的靈療師，有可能會吸收病人的部分病氣，長期下來有可能會油盡燈枯或病倒，有不少靈療師最後都會耗盡神力。一旦靈療師聲名鵲起，名利滾滾而來時，很容易會自我膨脹，認為自己與眾不同，甚至高傲到蒙蔽他對神靈的看法。

麥艾美（Aimee Semple McPherson）是一九二○年代最重要的信仰治療者之一，她在洛杉磯的四方福音教堂可以容納五千人。她有一個專門收藏輪椅及枴杖的博物館，用以證明她神奇的療癒力量。然而，最終她與前雇員奧米斯頓（Kenneth Ormiston）發生婚外情，在私奔了一個多月後，用綁架故事來掩飾真相 *。在此事件之後，她就被媒體與信徒徹底冷落了，並於一九四四年因服用巴比妥類藥物過量而死亡。即便她的聲望曾經如日中天，最後仍然沒能達到成為靈療大師的終極要求。

---

* 譯註：麥艾美綁架案的真相眾說紛紜，此處所引用的版本為檢方提出的說法。但最後所有指控都因證據不足而被撤銷。不過，這個醜聞還是讓麥艾美失去了大家對她的信任。

　　邱陽・創巴仁波切（Chogyam Trungpa）是禪修大師，他的暢銷書《自由的迷思》（*The Myth of Freedom*）在大眾文化中引發熱議，但最終卻被揭露耽於酒色，而他選擇繼承法脈的接班人又跟許多信徒有不當的性關係，還導致其中多人感染了愛滋病。

　　麥艾美與創巴仁波切都是令人不安的負面例子，但並非特例。每個宗教的歷史上，都不乏這一類迷失自我的靈療師與靈性專家。麥克・彼得・郎哲凡（Michael Peter Langevin）是《神奇融合》（*Magical Blend*）雜誌的老闆兼編輯，資歷超過了二十五年。在這個位置上，他已經看過很多轟動一時的靈療師來來去去。他寫道：

　　　　我所見過的靈性啟蒙大師、靈性作家、演說家、導師、電影明星、運動員或天后級女歌手，每一個都有不為人知的弱點、內心的惡魔、缺點及盲點。沒有人不放屁、不打嗝，也或多或少都有自負或自卑情結。就像大熱天穿著鞋太久，哪個人不會腳臭一樣，無論在靈性上發展到什麼程度，無論他們變得多有錢或多有名，都無法避免會受到某些力量的誘惑，而這些力量可能毀掉他們所有的成就，或腐蝕他們的靈魂。我們的人生都是以螺旋方式前進，每個人都會有低潮、失敗、犯錯及挫折的時候，不管我們是誰。

　　　　我尊崇的很多高階靈性導師，往往在一兩年後就失去了他們崇高且純粹的靈性振動。其中有些人是被耗盡或變得懶散，有些人則是被輕易獲得的性、金錢和物質誘惑而墮落；有些人

沉迷於權力，成為自負且麻木不仁的獨裁者；還有一些人則淪
為成癮物質的俘虜。[13]

　　靈療歷史上，不時可以見到在性、金錢與權力迷宮裡迷失自我
的靈療師。《逃亡啟示錄》（*Enlightenment on the Run*）的作者烏
瑪‧席拜（Uma Silbey）建議：「接受教導——然後快逃！」[14]

　　對靈療大師來說，持續奉獻是非常重要的，即便有成千上萬的
人透過他獲得療癒恩典，從而仰慕他這個人。一旦靈療師無法謹守
與病人及信徒之間的分際，就是從恩典中開始墮落的時候。英國作
家愛麗絲‧貝利（Alice Bailey）在她最傑出的著作《深奧的療癒》
（*Esoteric Healing*）中指出，靈療者經常會死於癌症或心臟病[15]，
遺憾的是，還是有很多靈療師沒有守好與病人之間的分際，或者沒
有妥善地照顧好自己。

　　安‧南利博士是「內在諮商」（Inner Counselor™）的鼻祖，
這是一種非常強大的整體問診技巧，我們認為它可能是超個人治療
（transpersonal healing）的極致。她不厭其煩地提起薩滿教保持精
神純潔的意象，並把這種潔身自守、以身示道的過程稱為「淨化根
骨」（cleaning the bone）。

　　她說：「一旦我們迷戀上自己的面具，可能就不願意繼續與面
具背後的本體維持穩定、誠實的合作。這是為什麼針對靈療的教育
方案，其核心課程應該包括教導靈療師如何不背離自己的內心，以
及學會如何不斷地處理心理領域的變化。」[16] 從好樂斯大學畢業的

直覺治療師都會學習這些技巧，可以讓他們一輩子受用不盡，在自己能力增長及病人數量增加時，還能維持初心不變。

穩定的治病能力

大多數人都擁有短暫的療癒能力，例如孩子生病時，熱切為孩子祈禱的母親；而在高峰狀態下，我們的身體也可能會產生一種高於平常水準的幸福感。

然而，靈療大師不僅能夠短暫地進入療癒空間，還可以長期待在這個空間裡。大多數人的療癒能力就像故障的燈泡一樣，時亮時滅；但靈療大師不一樣，他們有能力點亮燈泡並讓它持續發光。靈療大師的身體會很明確地知道，處於治療狀態是怎樣的感覺。他們對於進入身心覺知的狀態已經熟能生巧，就像運動員知道如何全身心地投入比賽。

心智研究基金會（Foundation for Mind Research）的主任珍‧休斯頓（Jean Houston）博士是聯合國兒童基金會的顧問，也是《心靈體操》（*Listening to the Body*）等十五本書的作者。她說，靈療師可以「與原型合而為一，而原型有能力將更多可能性、進化節奏及更大範圍的現實光譜帶進意識及現實經驗中」。她認為，迅速治癒可能是靈療師「消融自我，改以原型或神聖形象來填充」的結果。「他們把自己當成橋梁，連接起此地與更偉大的彼方，以便進入原型的次元，在其中可能包含了更多可能性的藍圖，也就是可以

用來改變社會及重新創造的原始材料。原型時空中，還可能包括一個人健康與福祉的最佳模板。靈療師的工作，就是要將該模板召喚到表意識中，讓它來修復失靈的身體或心靈。」[17]

然而，這不代表靈療師會時時刻刻都待在原型的治療空間。大多數的靈療師都需要休息及恢復的時間，其中有很多人會選擇閉關修練來增進自己的能力。不過，靈療大師可以不斷進出治療空間，並且長時間停留。持續修練，可以讓療癒能力成為穩定的天賦。

自我修練

有些靈療師是自己意識到本身具有這種療癒能力，並透過觀察自己的想法和行為所產生的結果來自我訓練。其他治療師則可能是經過後天學習而來，例如讀神學院、芳療或按摩學苑、醫學院、心理學系，或是其他的專業認證課程。我們就曾經見過幾個擁有醫學博士學位的治療師，他們沒有選擇留在常規的醫療院所工作，而是專注於發展自己的療癒能力。我們也碰到不少身兼靈療師的醫學博士，在醫院、診所或以個人執業的方式為病人治療。

靈療師的培訓可以是學程制，這是西方文化最適合的學習方式；也可能是像薩滿一樣的學徒制，由老師親自揭開現實的面紗，讓學生直接從自然中獲取知識。在《療癒世界之心》（*Healing the Heart of the World*）一書中，藥劑師康斯坦絲‧格勞茲（Constance Grauds）講述了她的老師唐‧安東尼奧（Don Antonio）的故事：

　　薩滿巫師治療人類與治療世界的方式，最後都是透過創造伊甸園來完成的。藉由在生活中建立伊甸園，我們創造了一個積極、正向的世界，一個認可生命的世界……在這個薩滿的天堂世界裡，所有一切都是健康的、幸福的，充滿了和諧與平靜。

　　當我問唐・安東尼奧如何能做到這一點時，他用一貫的答案回答我：「森林會告訴妳。」然後，他帶我走過一條翠綠的叢林小徑，他知道，這樣安靜的行走會帶著我深入他想要教我的體驗中。然後，答案就會像我們腳邊那些綠色蕨類植物的卷鬚一樣慢慢舒展開來。

　　一開始，唐・安東尼奧指示我安靜地走，好好感受一下沒有人聲紛擾的森林。森林開始包裹著我，給我一種立體聲環繞式的壓迫感；這裡有色彩斑斕的金剛鸚鵡發出的叫聲、神出鬼沒的吼猴低沉的叫喚、號角樹的綠蔭高聳入雲。森林裡飄來的蘭花香味，跟我腳下落葉的腐敗氣息混雜在一起。

　　默默走了大約二十分鐘後，唐・安東尼奧低聲問我：「告訴我，妳現在有什麼感覺？」我輕聲回答：「我整個人完全打開了，跟周圍所有的一切合而為一。我分辨不出來是我在呼吸，還是我被呼吸著。這是一種令人沉醉的經驗，就像自我感正在一點一點流逝，我的心靈擴展開來，心是如此寬廣，彷彿此時此刻可以裝下一整個宇宙。我是如此如此地愛自己及周圍的一切。」

　　唐・安東尼奧了然地回應道：「歡迎來到天堂花園。愛的

靈藥就在眼前，愛的靈藥就在耳邊，愛的靈藥就在氣味裡。在
這裡，除了愛的終極靈藥，別無他物。從這種存在狀態開始，
所有一切都將被治癒，妳也會被治癒。從這種存在狀態開始，
妳將會願意為他人和整個世界奉獻、服務。我告訴妳這些，因
為愛是主人，妳是僕人。祝福妳與其他所有敞開心門、走上愛
之路的人，因為你們現在都將為創造人間天堂盡一分心力。」[18]

　　這種培訓在不同文化中各有其代表意義。潔妮‧阿克特伯格
（Jeanne Achterberg）是舊金山賽布魯克學院（Saybrook Institute）
的心理系教授、《健康與醫學替代療法》（*Alternative Therapies in
Health & Medicine*）期刊的資深編輯，以及《治療儀式》（*Rituals
of Healing*）的作者，她強調，每種文化對於如何完成療程都有各
自的比喻。她說：「真實且出色的治療，似乎是透過某種方式恢復
或重新編織被撕裂的生命織錦，讓被治療者重新回歸到社群、地球
及他所能想像的最大關係網的共振和諧中。適用於這種情況的儀式
（包括藥丸、藥水、聖歌、手術或其他方式），似乎只是治療肉眼
可見的、技術性的及高變異性的部分。然而，治療過程中最重要的
因素卻超越了以上這些，而是包括意念、動機、信任，以及一些無
法言喻的因素，例如對生命的熱愛。」[19]

　　無論療癒能力是源自精微世界或學術機構，靈療師都必須尋求
並完成培訓過程。靈魂醫療領域最迫切的需求之一，就是為靈療師
建立國際公認的培訓課程與認證程序，例如好樂斯大學就是少數在

能量醫學上有正規且嚴格學術培訓課程的大學之一。隨著這個領域的發展，建立一套靈療能力的客觀標準勢在必行。就像一個半世紀以前發展出了醫師的評鑑及認證過程，一個世紀前的脊椎指壓治療師及針灸師也有自己的專業認證，靈魂醫療的從業人員也正在發展一種公認的方式來鑑定這個領域的專家。

第 2 部

靈魂在醫療史中的角色

The Soul's Historical Primacy in Healing

科學正在一步步地展示靈性治療為何有效的原理和機制，而靈魂醫療也越來越朝向科學方向邁進，以找出更可靠、更穩定的治療方法。

第 7 章

靈魂、心智與醫療的關係

　　想像一下，你走進醫院或診所的情形。你會看到候診室裡擺著一堆破爛的舊雜誌，還可聞到牆壁及地板專用殺菌清潔劑的熟悉氣味。你會看見閃閃發亮的金屬器具、明亮的燈光，以及精密的各種儀器。醫護人員穿著白大褂或綠色手術衣，可能還戴著口罩及手術帽。每個人都行色匆匆，傳呼機、電話、儀器和顯示器不時發出嗡嗡的機械背景噪音。到處都是新奇的事物。這就是科技醫學的面貌，是許多西方人熟悉的唯一一種醫療途徑。

　　再想像一下，你走進教堂或禮拜堂。這是一個寧靜的空間，任何聲音都壓得低低的。你可能會聽到用來撫慰靈魂的柔和音樂，看到神父等神職人員穿著符合他們身分的傳統服裝，還有古老的儀式、符號，以及嚴明的等級制度。磨損的椅子與年代久遠的讚美詩皮套散發出的氣味瀰漫在空氣中，也可能充滿著焚香的氣味。所有這一切，營造出了一種敬畏肅穆的氛圍。

　　沒有人會在走進教堂時，想像他們走進的是一間醫院；也沒有人會在走進醫院時，想像他們走進的是一座聖殿。然而，這種醫學與宗教壁壘分明的區別，卻是近期才有的現象。從最早的人類時代

開始,或許是十萬年前,當人們在頭骨上鑽孔來釋放邪靈時,治療與宗教就開始有了牽扯不清的聯繫。根據《大英百科全書》的記載:「很多人認為,宗教最重要的功能之一就是治病──診斷出邪惡、身心疾病的根源,並開發出治療這些疾病的技術。」《大英百科全書》接著寫道:「身為宗教領袖,除非能夠治癒疾病,否則很難服眾;沒有一種宗教能在無法驅除病痛的情況下長久維繫。」

所有偉大的宗教都包括某種治療方式,從祝福、驅邪到淨化,不一而足。所有的儀式、祈禱及手勢,都是為了召喚超自然的力量,祈求神明的力量來保護虔誠的信眾,並滿足健康、生育及財富等所有願望。此外,大多數的宗教都會使用法術或護身符,把念珠及符咒一類的物件透過各種神聖儀式加持後,用以執行神聖的任務,小至保護人身安全,大至執行神聖的指引。

很多宗教認為疾病是行為或道德有缺失所招致的後果,因此生病時應該要懺悔消愆,這是非常普遍的宗教觀念。在各種宗教神話中,神靈、英雄及聖人都是治療者。

罪是疾病的來源之一

許多宗教傳統都認為,疾病是神靈、惡魔及鬼怪造成的。驅魔、淨化、內在清理及靈性手術,都是被建議的治療方法。

有些疾病與靈魂丟失有關。一些薩滿巫師(尤其是美國原住民薩滿)的專業,就是把錯置或迷路的魂魄重新找回來,過程中包括

冥想、特殊的咒語和儀式。

　　當某人違反了宗教所規定的神聖律法時，就稱為罪。罪也被認為是生病的原因。在這種情況下，病要痊癒就必須透過懺悔、悔改、頓悟，或神聖治療者的介入。

　　《聖經》說古以色列的掃羅王曾經到隱多珥求告一名女巫，請她召喚曾為掃羅王預言過的偉大先知撒母耳的靈魂。將基督教變成有組織宗教的創始人聖保羅，在看見了耶穌的異象後，開始了他的傳教生涯。儘管靈媒確實存在於整個人類歷史上，但人類靈媒似乎直到一八四八年後才被廣泛接受。

　　相信靈魂存在的唯靈論（Spiritualism），就是從十九世紀中葉的這種現象發展出來的。美國最具影響力的哲學家威廉·詹姆斯（William James）及梅寧格基金會的偉大心理學家加德納·墨菲（Gardner Murphy）等人，都是美國靈魂學研究學會（American Society for Psychic Research）的成員，還有各種各樣的唯靈論組織，從靈性新領域研究會（Spiritual Frontiers Fellowship）到研究與啟蒙協會（Association of Research and Enlightenment，由愛德加·凱西及其追隨者所建立），都在強調與上帝的連結及遵守道德原則才是生命的基礎。從唯靈論的角度來看，內在的錯誤想法（包括信念及意圖）會誘發疾病。靈魂是直接與宇宙能量連接的，而這種宇宙能量就是神。

傳統的靈療方式

縱觀歷史，受病痛折磨的人會以三種方式尋求宗教治療：前往聖地（例如有特殊泉水能淨化自己的地方）、請示聖人，或者從宗教物品來獲得幫助。

聖水

聖泉或廟宇通常是人們朝聖的地點，即使是印度吠陀傳統也說：「水確實是治療者；水能驅除一切疾病。」

不管是神話或科學，水都被視為光源，也可用於身心的淨化。長期以來，溫泉與礦泉水一直都是 SPA 及養生療養地的特色。新石器時代與青銅時代的證據顯示，在法國、義大利和瑞士，人們之所以對於溫泉 SPA 感興趣，與宗教及治療傳統有關。這類具有治療力量的泉水與河流一共有數百個，例如：

- 在古希臘，溫泉關（Thermopylae）及愛德普西斯（Aedepses）的熱湧泉是獻給宙斯之子海克力士（Hercules）的，被賦予神聖的力量及勇氣。
- 在古羅馬，提布斯（Tibus）的溫泉與白泉（Aquae Abulae）的硫磺泉，都是以療效聞名。
- 在中東，希律王（Herod）試圖在巴勒斯坦死海附近的卡利羅（Callirrhoe）水域尋找一種致命疾病的解藥。

- 在古埃及，許多供奉希臘醫神阿斯克勒庇俄斯（Asclepius）的神廟都位於礦泉附近。

　　長久以來，很多人都認為被祝福過的水或曾經顯聖過的水，具有神奇的療癒能力。法國盧爾德或許是全世界最著名的例子，一八五八年很多人在這裡看到聖母瑪利亞顯靈，讓這處泉水聲名大噪。義大利斯卡法蒂（Scafati）的浴場，還設置了聖母瑪利亞的聖堂。施洗者聖約翰節的盛宴，通常會跟特定的治療日結合在一起。《新約全書》提到，聖約翰曾在約旦河為民眾進行施洗之禮。

　　自古以來，人們就相信有些河流可以幫助不孕婦女恢復生育能力。全世界的多條河流都曾施行過宗教治療，例如伊拉克的幼發拉底河、大馬士革的阿巴納河（Abana）和法珥法河（Pharpar）、以色列的約旦河、義大利的台伯河（Tiber）、埃及的尼羅河，以及印度的恆河、亞穆納河（Yamuna）和薩拉斯瓦蒂河（Sarasvati），都跟淨化、治病及保佑未來健康平安有關。

聖地

　　顯靈通常發生在聖人或聖潔者的墓地或埋葬處，這些地方通常周環聖樹、聖石或聖山，往往會被認為是療癒聖地。每年的復活節前後，很多基督徒會去耶路撒冷朝聖，就是個很好的例子。有趣的是，在耶穌逝世紀念日前往耶路撒冷朝聖的人，居然比他誕生紀念

日還要多！

　　還有一個不尋常的例子是聖婦麗達（Saint Rita of Cassia, 1381 ～ 1456），據說她的屍身一直沒有腐壞。在她死後一百七十年，教宗烏爾巴諾八世（Pope Urban VIII）開棺檢視時，稱其屍身「看起來就跟她死亡那天一樣完美，肉身膚色相當自然」。據傳，開棺當時她還睜開了眼睛，引起現場一陣騷動！還有人說她在修道院時，曾經天天為一株已經枯死的葡萄藤澆水，最後葡萄藤竟然開花結果，甚至五百年後依然結果纍纍。所有的葡萄收成會分發給高階的神職人員，而葡萄葉在被曬乾研磨後，則分送給世界各地的病人。另一位據傳屍身不壞的聖人是真福安東尼奧・維奇（Blessed Antonio Vici, 1381 ～ 1461），他的安眠之處一直被視為奇蹟治癒的聖地 [1]。

神聖治療者

　　世界上有很多修道會都有靈療的服務項目，例如醫院騎士團（Knights Hospitaller）、聖奧古斯丁修女會（Augustinian Nuns）、聖靈會（the Order of the Holy Ghost）、索羅特修會（Sorrotes Order），當然也包括歐洲的方濟會。希臘的阿斯克勒庇亞德（Asclepiads）*、梵文的 Vaidya（醫者）**，都是指為人治病的行醫者。美洲很多印第安部落的薩滿巫師，一直都把宗教與治病結合在一起。不管是原

---

* 譯註：古希臘醫師的頭銜，不確定是家族或組織名，源自希臘醫藥之神阿斯克勒庇俄斯。
** 譯註：通常指以阿育吠陀行醫的人。

住民文化或西方文明的靈療師，通常都會把自己對醫學的理解回歸到眾神身上。

在靈療聲譽方面，方濟會可能是維持得最成功的典範之一。美國許多天主教會，都是由方濟會的護士所創建。在聖公會教堂中，原本是醫生的聖路加一直被視為醫院的守護神；而基督新教的主要宗派路德宗也與醫院和治療息息相關。

不僅是神父、國王及聖人有療癒能力，普通人有時也會展現特殊的治病能力。有時候，這種力量會在異象中自發顯現；有時則是透過長期的冥想或苦修得來。一些偉大的宗教，就是由這一類具有治病能力的奇人異士所創立的。

十九和二十世紀有很多著名的基督教靈療者，其中有些人還建立了宗教或宗教組織，包括俄羅斯東正教主教克朗斯塔特的約翰（John of Kronstadt）、德國霍恩洛厄—希靈斯菲斯特親王（Fürst zu Hohenlohe-Schillingsfürst）、英國神學家萊斯理・威瑟赫德（Leslie Weatherhead），還有美國的愛德加・凱西、奧爾・羅伯茲、凱薩琳・庫爾曼、費內斯・昆比（Phineas Quimby）、瑪麗・貝克・艾迪（Mary Baker Eddy）、歐內斯特・霍姆斯（Ernest Holmes）及菲爾摩爾夫婦（Myrtle and Charles Fillmore）。

瑪麗・貝克・艾迪以費內斯・昆比的思想為基礎，創立了基督教科學教會（Christian Science）。昆比是整個新思想運動（New Thought movement）的源頭，專注於靈療，並從靈療工作中催生出第一個與基督教科學有關的教派，接著是由菲爾摩爾夫婦所創建的

統一教派（Unity），以及歐內斯特·霍姆斯所創立的宗教科學教派（Religious Science）。

奧爾·羅伯茲曾是衛理公會的牧師，多年來在廣播及電視上宣講他的靈療服務，後來在奧克拉荷馬州的土爾沙（Tulsa）創辦醫學院及醫院。凱薩琳·庫爾曼也曾經活躍於主流的新教教會中，奔波於美國各地舉辦研討會，甚至被密蘇里州春田市（Springfield）最保守的教會所接受。每次她的布道活動都有好幾百人參加，為了治療而來的人們，經常在被她觸碰後向後倒在地上。

愛德加·凱西對靈療領域的影響非常深遠，沒有任何一個替代療法的治療師可以相提並論。凱西在出神狀態下做了將近一萬五千次的解讀，其中有三分之二都與健康有關，而且很多人證明在使用凱西的建議後都獲得了療效。

由麥嘉里夫婦（Gladys and William McGarey）在亞利桑那州鳳凰城所創辦的 A.R.E 診所，就是以凱西在一九三〇年代及四〇年代提出的許多原則為治療基礎，其中一項就是使用因為葉片形狀而被稱為「基督手掌」的蓖麻：將浸透蓖麻油的絨布用加熱墊放在腹部，已被證明能夠改善免疫功能，對於腸胃型流感和腹絞痛都是很有效的舒緩療法，這種特殊療法用於治療膝蓋腫痛的反應也非常好。麥嘉里醫師在採用凱西的建議後，甚至讓許多患者從「致命」的硬皮症完全康復過來。

世界各大宗教的共通點

　　威廉·詹姆斯的《宗教經驗之種種》（*Varieties of Religious Experience*），可能是宗教與靈性領域有史以來最重要的著作[2]。威廉·詹姆斯一八四二年生於紐約市，是小說家亨利·詹姆斯的哥哥。他就讀哈佛大學，一八七二到一九一〇年間也在哈佛任教。他在美國心理學與哲學領域做了開創性的經典研究，被認為是當代美國首屈一指的哲學家及心理學家。

　　儘管詹姆斯承認：「宗教領域如此之廣，我顯然不可能假裝全部都涉獵到。」但有趣的是，他接著說道：「……每個教會的創辦人，一開始都將自己的力量歸功於他們與神聖直接交流的事實。」

　　這段話說出了宗教與靈性之間的差異，宗教往往是以建立儀式和教條來支持其特定的意識型態與信仰；而靈性則是個人與上帝、靈魂或神聖能量之間的一種交流。然而，所有宗教或信仰也有許多共通之處，二十世紀偉大的神祕主義者與神學家馬庫斯·巴赫（Marcus Bach）博士整理了這些相似之處（參見以下幾個表格）。

　　世界各宗教在所有關於信仰的重要課題上，幾乎都有驚人的相似性。儘管這些宗教看起來可能天差地遠，但其共同的價值觀幾乎完全一致。如果能把注意力放在這些共同價值上，或許我們可以避免因為固守某種崇拜形式而引發的所有衝突。

世界各大宗教的禱告	
✝	**基督教：** 「你禱告的時候，要進你的內屋，關上門，禱告你在暗中的父；你父在暗中察看，必然報答你。」（《馬太福音》6:6）
👁	**儒教：** 「其德之用，祈天永命。」（《尚書》〈周書·召誥〉）
☸	**佛教：** 「無慧者無定，無定者無慧。兼具定與慧，彼實近涅槃。」 （《法句經》372偈）
◉	**印度教：** 「我將禱告當成內心深處的摯友。」
🕌	**伊斯蘭教：** 「我的主啊！在我對你的祈禱中，我從未失望過。」 （《可蘭經》19:4）
☬	**錫克教：** 「因身陷麻煩而大聲哭泣的人，可以從禱告與敬愛神獲得休息。」
✡	**猶太教：** 「願耶和華你的神指示我們所當走的路，所當做的事。」 （《耶利米書》42:3）
✈	**祆教（Zoroastrianism，又稱拜火教）：** 「那被稱為明智之主的，你應當以虔誠的祈禱來尋求永恆的讚頌。」
🏛	**巴哈伊教（Baha'i）：** 「靠近上帝，並且堅持不懈地禱告，才能讓上帝的愛之火在你心中越發光亮。」
⛩	**神道教（Shinto）：** 「如果最窮的人類來敬拜，我一定會滿足他們內心的願望。」

	世界各大宗教的永生不朽
✡	**猶太教：** 「塵土仍歸於地，靈仍歸於賜靈的神。」（《傳道書》12:7）
✟	**基督教：** 「唯有神的恩賜，在我們的主耶穌基督裡，乃是永生。」 （《羅馬書》6:23）
☪	**伊斯蘭教：** 「誰信道而且行善，真主將使誰下臨諸河的樂園，而永居其中。」 （《可蘭經》7:42）
卐	**耆那教**（Jainism）： 「我知道將會有來生。」
👁	**儒教：** 「眾生必死，死必歸土……其氣發揚于上，為昭明。」 （《禮記·祭義》篇）
◉	**印度教：** 「他成為尋求人類普遍利益的不朽者。」
☬	**錫克教：** 「在人去世時為何要哭？他只是回家而已。」
☸	**佛教：** 「無逸者不死，放逸者如尸。」（《法句經》21偈）
⛩	**神道教：** 「以天為父，地為母，萬物為手足，可享凌駕一切之聖邦。」
☯	**道教：** 「以生為喪，以死為反。」（《莊子》〈雜篇·庚桑楚〉）
🕊	**祆教：** 「義人的靈魂必享永生。」
🏛	**巴哈伊教：** 「在塵世中提起我，在天堂我可能會記得你。」

世界各大宗教的和平	
✝	**基督教：** 「使人和睦的人有福了！因為他們必稱為神的兒子。」 （《馬太福音》5:9）
👁	**儒教：** 「睦乃四鄰，以蕃王室，以和兄弟。」（《尚書》〈周書·蔡仲之命〉）
☸	**佛教：** 「不爭勝負者，其樂最第一。」（《法句經》201偈）
◉	**印度教：** 「若無靜坐，何來靜心？若無靜心，何來喜樂？」
🕌	**伊斯蘭教：** 「真主將會引導人們走向和平。如果他們願意聽從祂，祂將帶領他們從戰爭的黑暗走入和平的光明。」
☯	**道教：** 「致虛極，守靜篤。」（《道德經》第十六章）
☬	**錫克教：** 「只有奉主之名，我們才能找到和平。」
✡	**猶太教：** 「人所行的若蒙耶和華喜悅，耶和華也使他的仇敵與他和好。」 （《箴言》16:7）
卍	**耆那教：** 「每個人都應該跟他的同胞和平相處。這是主的願望。」
✹	**祆教：** 「我願為氣息友善的和平而犧牲。」（祆教聖書 *Avesta* 第十五篇）
🏛	**巴哈伊教：** 「戰爭是死，和平是生。」
⛩	**神道教：** 「讓大地脫離煩擾，讓人們在神靈的保護下和平生活。」

世界各大宗教的愛	
✝	**基督教：** 「各位蒙愛的人哪，讓我們彼此相愛，因為愛是出於神的。凡是有愛的，都由神所生，並且認識神。」（《約翰一書》4:7）
👁	**儒教：** 「仁者愛人……愛人者，人恆愛之。」（《孟子·離婁下》）
◉	**佛教：** 「在這世上，恨絕不能止恨，唯有慈愛方能止恨；這是永恆的真理。」（《法句經》5偈）
◉	**印度教：** 「透過愛，是敬拜主最好的方式。」
🕌	**伊斯蘭教：** 「愛就是把自己視為渺小，把神視為偉大。」
◎	**道教：** 「天將救之，以慈衛之。」（《道德經》第六十七章）
☬	**錫克教：** 「神會教那些心中有愛的人重生。」
✡	**猶太教：** 「你要盡心、盡性、盡力、盡意愛主你的神；又要愛鄰舍如同自己。」（《路加福音》10:27）
卐	**耆那教：** 「因愛而行動的人，每天的收穫最大。」
𓅃	**祆教：** 「人被主所愛，應以愛回報。」
⛩	**巴哈伊教：** 「愛我，我才可能愛你。你若不愛我，我的愛就絕對無法觸及你。」
⛩	**神道教：** 「愛是神的代表。」

世界各大宗教的健康與療癒

✚	**基督教：** 「出於信心的祈禱，要救那病人，主必叫他起來。」 （《雅各書》5:15）
👁	**儒教：** 「藐藐昊天，無不克鞏。無忝皇祖，式救爾後。」（《詩經·大雅》）
☸	**佛教：** 「保持身體健康是一種責任，否則我們無法維持堅強的意志及清明的思緒。」
☉	**印度教：** 「使生活富足、治療疾病的人，請與我們為友！」
🕌	**伊斯蘭教：** 「祂創造我，然後引導我……我害病時，是祂使我痊癒。」 （《可蘭經》26:78～80）
◉	**道教：** 「緣督以為經，可以保身，可以全生。」（《莊子·養生主》）
☬	**錫克教：** 「上帝是萬物的創造者，疾病的消除者，健康的給予者。」
✡	**猶太教：** 「耶和華我的神啊！我曾向你呼求，你也醫治了我。」 （《詩篇》30:2）
卐	**耆那教：** 「所有生靈當下的健康狀態，都負著自己的業。」
🦅	**祆教：** 「愛賦予病體堅強與健康。」
🏛	**巴哈伊教：** 「所有的療癒都來自於神。」
⛩	**神道教：** 「培養一種將善與惡都視為祝福的精神，身體自動會變得健康。」

	世界各大宗教的黃金律
✝	**基督教：** 「所以無論何事，你們願意人怎樣待你們，你們也要怎樣待人，因為這就是律法和先知的道理。」(《馬太福音》7:12)
👁	**儒教：** 「己所不欲，勿施於人。」(《論語‧衛靈公》篇)
☸	**佛教：** 「善生，夫為人者，當以五事親敬親族。云何為五？一者給施，二者善言，三者利益，四者同利，五者不欺。」(《佛說善生經》)
☉	**印度教：** 「如果有人對你這樣做會導致你的痛苦，就不要這樣對別人。」 (《摩訶婆羅多》5:1517)
⚰	**伊斯蘭教：** 「你們任何人都不算真正歸信，直到他為他弟兄所祈望的，如同他為自己所祈望的。」(《聖訓》第十三則)
☬	**錫克教：** 「推己及人，然後你將成為天堂的一分子。」
✡	**猶太教：** 「你所厭惡的，不要施行在別人身上。」 (《巴比倫塔木德》安息日戒律31a)
卐	**耆那教：** 「在幸福與痛苦中，在快樂與悲傷中，我們應該把一切生靈視為我們自己。」
𓅃	**祆教：** 「對自己不好的，就不要對別人做，這樣的天性本身是好的。」
☯	**道教：** 「見人之得，如己之得；見人之失，如己之失。」(《太上感應篇》)

新思想教派與心靈治療的發展

　　威廉‧詹姆斯聲稱，宗教基本上是一種對外求助的呼喊；而這種求助的呼喊可能表現為他所謂「心靈治療」（mind-cure）的信仰形式。心靈治療是新思想教派（例如基督教科學教會、統一教派、宗教科學教派及神聖科學教會）實證神學的合理結果，詹姆斯認為，這些教派在理論及實踐上都「刻意樂觀」。

　　詹姆斯將心靈治療背後的原理上溯到福音書、愛默生或新英格蘭的超驗主義*、柏克萊的唯心論（idealism）**、唯靈論，並融合了印度教的教義。勇氣、希望與信任可以強化治癒力量的直覺信心；相反的，懷疑、恐懼、憂慮及所有緊張的心理防衛狀態，則被認為是有害的。

　　詹姆斯繼續指出，人們已經觀察到心靈治療可以治癒失明、跛腳及終身殘疾。同樣令人印象深刻的是，正向、積極的信念也有同樣的效果。詹姆斯聲稱，「刻意」的正向思考及樂觀的態度，讓很多人得以完成「人格重建」。詹姆斯在〈放鬆的真理〉（*Gospel of Relaxation*）一文提到，在日常生活中保持正向樂觀的心態，也是

---

* 譯註：超驗主義（transcendentalism）是美國的文學與哲學運動，興起於一八三〇年代的新英格蘭地區，領導人為美國思想家與文學家愛默生（Ralph Waldo Emerson），強調人與上帝之間的直接交流，以及人性中的神性。

** 譯註：唯心論（idealism）也稱為理想主義，是一種形上學的哲學觀點，認為心靈才是根本的存在，而物質依賴意識而存在，代表哲學家為喬治‧柏克萊（George Berkeley）。

新思想心靈治療運動的一部分。

詹姆斯認為，大多數熱衷於心靈治療的人都是泛神論者（相信神是超現實的存在，在這種超現實中，物質宇宙和人類都只是顯化出來的東西而已）[3]。新思想運動的主要概念是人類與神合一，並融合了佛洛伊德及榮格的潛意識理論。這些信念，讓心靈治療與超驗派的唯心論、印度的吠陀主義及基督教的神祕主義站在同一陣營。

詹姆斯也認為，作為個人核心的愛與和諧，強調的是正面而非負面的想法，可以帶來更多的平靜，並從焦慮和緊張中解脫出來。他強調，這種奇蹟式的轉變可能僅僅是放鬆的結果。根據詹姆斯的觀點，宗教與靈性提供我們對生命的熱情、深沉的平和感，以及凌駕於一切的愛；所有這些，都會在我們所處的物質世界中產生「心理或物質的影響」。

在科學技術提高現代醫學能力的同一個世紀裡，詹姆斯所描述的心靈治療概念也有理有據地發展了起來，不僅為人們帶來更多的平靜和幸福，還可以防治某些形式的疾病。科學與宗教都在為改善人類的健康與福祉盡力，於是從文藝復興時期開始分道揚鑣的靈魂與醫學，在繞了一大圈後又重新結合在一起。如今，已有越來越多的研究，證實了靈性與健康之間有不可分割的重要聯繫。因此，現在的醫療不應該只看重藥物與手術的品質，也應該回過頭來正視古老的療癒本質。慶幸的是，在現今的醫療環境中，醫病之間情感連結的品質再次獲得重視。

走進加州聖羅莎整合醫療診所大樓，迎面而來的景象跟我們在

本章開頭所提到的快步調、高科技、充斥著消毒水味道的醫療環境截然不同。掛號時，有親切的櫃檯人員為你服務，然後待在有觀景落地窗、陽光明媚的候診室，坐在舒適的沙發上等待看診。你的身邊有綠色的植栽與噴泉，房間一角還可以找到很多身心療癒的書籍，而聖壇則為候診室提供一個安靜的焦點。另一角落是兒童遊戲區，還有一個自我照護的啟蒙教育課程可以參加。在這個開放的空間中，有時還會舉辦不同的活動。

為你診療的可能是一個訓練有素的家庭醫師，或是營養專家、脊骨神經醫師、心理醫師或身體治療師。你拿到的處方，可能是草藥配方或是一般的處方藥。如果是草藥或順勢療法的藥物，醫療中心就有廚房，現場幫你製備好藥物。這裡的電腦系統，可以馬上幫你約診芳香治療師、心理治療師或順勢治療師。不過，設備再好都不能忽略你的感受，你跟醫療中心的每一次互動都可以體驗到真誠的照護與關懷。你是一個整體，也是所有治療首先要關注的焦點。

像這樣的整合醫療機構[4]，與我們傳統所見的醫療院所截然不同，它們正在為一種全新的醫療模式鋪路。對於新的醫療模式而言，靈魂醫療是一個基本的組成部分，因為它可以支持治療方案的所有層面。我們不必再為了從輔助及替代醫學獲得好處，而放棄生物醫學的奇蹟，因為科學、科技與常規醫療全都可以整合成一種以「全人」為重的治療方案。隨著當前醫療保健系統逐漸瓦解，舊分科的局限性更是顯而易見，科學與靈性再次匯聚在一起，形成靈魂醫療一個燦爛耀眼的新組合。

第 8 章

重新定位靈性在醫療中的地位

亞瑟的手術是半夜急召，不過我還來得及穿上手術服，在他的病床被推進電梯並下去四樓的心臟與神經外科手術室時，能夠一同隨行⋯⋯很快他就被麻醉了，在鋪上手術洞巾及建立無菌區之前，我還有時間觸摸他手腳的穴位，把能量傳遞到他的腎臟與心包膜。

在奧茲醫師沿著胸骨做出切口時，我俯身告訴亞瑟放鬆並去感受外科醫師的愛進入他的體內⋯⋯當亞瑟的心臟被取出胸腔時，我可以感受到他有一種被拋棄的感覺，彷彿是個走失的孩子。我把手放在他的背後抱著他，告訴他允許光與能量來充滿他的胸腔。

就在新的心臟拿進手術室時，我悄悄地從亞瑟身邊移開，慢慢側身走到冷藏箱。我輕輕把手放在冷藏箱上，認可並接受這顆心臟對於未知的恐懼，以及對於舊身體死去的哀傷。然後我回到亞瑟身邊⋯⋯告訴他，新的心臟會讓他更容易接受愛，因為他有能力保護它。

　　以上這段不可思議的敘述，是能量治療師茱莉・莫茲（Julie Motz）在著作《生命之手》（*Hands of Life*）提到的親身經歷[1]。最初，她在哥倫比亞大學長老會醫學中心（Columbia Presbyterian Medical Center）與胸腔外科醫師梅默特・奧茲（Mehmet Oz）醫師合作，為心臟外科手術的病人治療；梅默特・奧茲是暢銷書《你的身體導覽手冊》（*YOU: The Owner's Manual*）的作者[2]。

　　茱莉在長老會醫學中心及其他醫療機構，曾經參與過數十次外科手術：乳腺切除術、心臟手術，以及癌症手術。她可以感知到病人的能量，尤其是與手術病症有關的情緒問題，並幫助病人釋放體內被壓抑的感受，這樣做通常能在手術過程中出現立即且戲劇性的改善。

　　茱莉是少數被允許待在手術室的能量治療師之一，通常護理師、外科醫師、麻醉醫師以及其他醫療人員很難適應她的存在。即使她為接受治療的患者帶來明顯的正面影響，但常規的醫療機構還是沒有她的立足之地，就算她是無償工作也一樣。很多正式的醫療機構都誤解了她的工作，有些人還非常牴觸她。

　　然而，能量、靈性治療與醫學之間，並不是一直都這樣壁壘分明的。在人類歷史的大部分時間裡，醫學與靈性經常是密不可分的。只有在科技掛帥的現代醫學時代，在手術過程中出現能量治療師才會讓人覺得怪異。在大部分的人類醫療史中，治療一直都離不開靈性。

古希臘的醫學

我們認為被稱為醫學之父的希波克拉底（Hippocrates，約為西元前 460 ～ 370 年），是古希臘最著名的治療者。即使在希波克拉底時代，在政治上有重要影響力的科學家似乎也在醫學的專業領域有舉足輕重的影響。比如說，出身自雅典名門豪族的阿爾克麥翁（Alcmaeon）曾經多次解剖人體，由此建立了人類感官與大腦之間的聯繫。他的結論是，大腦有兩個作用：它是心靈的「器官」，負責思考與記憶，同時也是感官接受器。一個世紀後，亞里斯多德強烈反對阿爾克麥翁的理論，宣稱心臟才是感覺中樞。最後，亞里斯多德的理論勝出，並沿用了多個世紀。

在希波克拉底時代，希臘人認為疾病可以用血液、黏液、黃膽汁及黑膽汁這四種基本體液來解釋。這四種體液可以對應到構成宇宙的基本四元素土、水、氣、火，而這四種元素又由冷、熱、濕及燥這四種基本物性兩兩組合而成。人體是由不同比例的四種體液所組成：血液代表熱和濕、黏液代表寒和濕、黃膽液代表熱和燥，而黑膽液代表冷和燥。當這些基本體液失衡時就會導致生病，而不論是外在或內在的力量都可能引起體液變化。

一旦生病，治療方法通常包括飲食、運動，以及對於飲食、睡眠及性活動等習慣的節制。如果有傷口和潰瘍，在清理乾淨後會敷上各種各樣的草藥；如果是內服的藥物通常是為了催吐。此外，還會採用推拿方式來矯正脫臼及骨折，包紮技術也已經很純熟。古希

臘人還會使用燒灼法及罌粟汁來治療感染、傷口及腫瘤。在當時，醫生在診斷時似乎也會針對病人的情緒狀態、習慣、環境、行為與風俗等進行廣泛的評估。

後人整理而成的醫學著作《希波克拉底全集》（*Corpus Hippo-craticum*）大約包括七十九本著作及五十九篇論述。儘管這些作品都被收錄進《希波克拉底全集》中，但並非出自一人之手。特別要注意的是，這本文集中還堅持醫師本身應該要看起來健康且營養良好，並且外表要「看起來很有身價」。身為醫生應該要穿體面的衣服，態度要和善親切。當然，希波克拉底最有名的，就是希波克拉底誓詞（Hippocratic Oath），俗稱醫師誓詞：

　　我以醫神阿波羅、阿斯克勒庇俄斯、許癸厄亞（Hygie-ia）、潘娜琪亞（Panacea）及天地諸神為證，誓願以自身能力及判斷力履行此誓約：

　　凡授我技藝者，敬之如父母，並視為終身同業夥伴。若他有急需，我接濟之；並視其後代如同我兄弟；如欲受業，我必當無償傳授。凡我所知，無論口授書傳，將傾囊相授予自己之子、老師之子，以及立誓遵守此約之門徒；除此之外，不傳予他人。

　　我願盡己之能力與判斷力，為病人利益採行飲食措施；並讓他們遠離傷害和審判。

　　我不得將致命藥品給予他人，也不會做出危害人命的建

議，即使有人請求也一樣。同理，我也不會為婦人施行墮胎手術。我願以此純潔神聖之心，來捍衛我的生命與技藝。

即便是結石患者，我亦不動刀，而是留待專家來執行。

凡入人家皆為治病，遇男或女、貴人或奴婢，唯一目的都是為病人利益，沒有任何謬妄損害之企圖，尤不冒瀆人身、行誘姦之事。

治療過程的所有見聞，無論是否與治療有關，若是不應洩漏者，必當永守祕密，並以談論這些事為恥。

若我信守上述誓言不渝，神祇許我生命與技藝能得無上榮光，聲譽卓著；若我違背誓言，願得其反。

儘管美國有些醫學院也會讓學生誦讀此誓詞，但顯而易見的，現代醫學的許多方面都違背了此誓詞的內容。

希波克拉底醫學似乎沒有神聖治療的概念，這些論文所評論及關心的都是解剖的細節，其中沒有實際提到與靈性的連結。

古羅馬的醫療

醫學家蓋倫（Galen，約西元 129 ～ 200 年）對醫學的深遠影響持續了大約一千五百年。他重新強調並闡述了四種基本體液是健康與疾病的根源。基本上，他的貢獻在於把古希臘的體液說轉化為四種氣質——冷靜型（phlegmatic）、熱血型（sanguine）、激進型

（choleric）及憂鬱型（melancholic），這些術語至今仍在使用。他也做了很多的解剖研究，主要是動物及被遺棄的人類屍體。蓋倫用藥時會使用各種藥用植物，因此也被視為藥理學之父。

在基督教引進羅馬文化後，宗教神祕主義與醫療產生了更多的交集。早在西元三九五年，教會就強調治療是上帝恩典的證明，許多早期的醫院都是教會建立的。教會在早期的治療儀式中使用了很多聖像，後來也開始使用多個聖徒的名字，或者據說是聖徒身體或衣物的一部分。這些物件所散發的能量或振動，被認為可以啟動療癒過程。很多早期的基督教作家相信，只有通過禱告和神的干預，才能治癒疾病。

基督教還接納了早期猶太教的一條教義：疾病是對於罪惡的懲罰，或是聖怒的徵兆。從這樣的教義，清楚地表達出「基督帶有醫治使命」的觀念。在《馬太福音》、《馬可福音》、《約翰福音》及《路加福音》（路加就是個醫生）這四大主要福音書中，可以看到基督治療癱瘓、不能說話、失明、痲瘋病及發燒的故事；其中還提到了驅魔或「撕碎」不潔的靈。在所有福音書中，信仰治療、驅魔與奇蹟之間沒有明顯的區別，所有治療方法一直都被認為是超自然的。然而，即使在古早的年代，觸摸也是極其重要的。基督經常要伸手觸摸患者，或者讓他們觸摸「他衣服的下襬」。

事實上，早期的基督教聖人聖本篤（St. Benedict）曾經禁止醫學研究，這使得神聖治療成為唯一被接受的治療方法，一直持續了大約五百年，也使得手術與藥理學不進則退。當時的治療手段，包

括祈禱、按手禮、驅魔、使用雕有聖像的護身符、聖油，以及聖人遺物。在這樣的大環境下，幾乎沒有人認為希波克拉底的醫學或科學能夠倖存下來。

在這段期間，還充分發展出了一種代禱權的概念：聖潔的個人可以為人代禱。實際上，要證明一個人是否為聖人，就看他是否能展現治癒疾病的奇蹟。到了西元一千年，聖母瑪利亞的代禱權也開始成為治療儀式的重要部分。可以看出基督教的治療方法，在很大程度上刻意忽略了希臘與其他古代世界的科學發現。

古代伊斯蘭的醫療

就在西方世界放棄古希臘與早期古羅馬時期所建立的學說時，伊斯蘭世界藉由發展蒸餾、結晶、溶液、補充及還原等方法，顯著改進了藥物的品項。儘管取得這些科學進展，但伊斯蘭教對於疾病起源的態度，仍然與基督教的理念相似：阿拉會讓人生病來懲罰有罪者。在伊斯蘭傳統中，人們可以透過禱告來祈求奇蹟或治癒，也可以透過醫師求助於神。

拉曾（Ratzen）是一名波斯醫師及治療師，在伊斯蘭文化中，他的地位與一千年前的希波克拉底不相上下。他寫了近二百三十七本書，將早期的希臘醫學引進阿拉伯世界。猶太醫師麥蒙尼德（Maimonides）是另一名影響伊斯蘭世界的治療者，透過他與其他阿拉伯醫師的努力，醫院的條件獲得極大的改善，提供了比當時西

方基督教社會更好的衛生、照護、設備及藥物。

文藝復興時期的醫療

　　隨著黑暗時代結束，西方醫學開始復甦，主要是透過建立醫學院來推動。直到西元一千五百年左右，民俗治療師所經手的病人，可能比醫師或聖人治療過的還要多。隨著黑暗時代消失在宗教改革中，學院派醫師對外科醫師不屑一顧，跟他們劃清界線。

　　文藝復興時期，醫學被視為科學與技藝，此一概念占了主流，因此醫生與藝術家同屬一個工會，其中最著名的醫生兼藝術家就是米開朗基羅。當時通才教育是很普遍的一種現象，其中也包括學習醫學，但未必以後會執業。

　　在文藝復興時期，一般人更感興趣的是世俗的報酬，而不是天堂的回報。漸漸的，對於醫院和治療的控制權就從教會轉移到了市政機關。醫師的培訓開始被統一規範，並多了認證手續，對於傳染病與感染的概念也被系統化地整理了出來。此外，也創辦了公共衛生機構，以便照顧那些藥石罔效的重病者與年邁的病弱者。

　　然而，一般民眾並不容易找得到醫生。例如十三世紀的巴黎，只有六名醫師為公眾服務。藥物重新出現，並在整個中世紀被大量使用，像瀉藥、催吐藥、利尿劑、發汗劑和止血劑等輔助藥物也使用得非常普遍。

　　神祕主義非常受歡迎，象徵性的儀式（例如聖歌吟唱）也被廣

泛使用。占星術被認為能在治療中發揮一定作用。惡魔與魔鬼被認為是導致疾病的原因，因此神父驅魔成為唯一的處方。護身符使用得更加普遍，而各種動物的部位，尤其是生殖器官，被認為具有強大的力量。

　　皇家治療師試圖從教會及聖人手中取得控制權，因此大力宣導以下的概念：國王是偉大的治療者，皇家觸摸（一種按手禮的形式）可以治癒各種疾病。放血療法在很早以前就很流行，到了中世紀又再次普及起來。

　　瑞士醫師帕拉塞爾蘇斯（Paracelsus，1493 ～ 1541）又名德奧弗拉斯特‧博姆巴斯特‧馮‧霍恩海姆（Theophrastus Bombastus von Hohenheim），可能是文藝復興時期最著名的醫師，同時也是熱愛玄學的鍊金術士和占星師，對同時代的人懷著相當大的敵意。他認為恆星與行星會影響病人的「星光體」（astral body），是造成疾病的主要原因。

　　帕拉塞爾蘇斯被譽為現代醫學的創造者，在蓋倫理論長期主導醫學的情形下，他提出了可以取而代之的概念。他回過頭重新研讀希波克拉底的醫書，將神學、神祕主義及新柏拉圖主義的流行思維融合在一起，並催生了一種新的認知方式。生理學家海爾蒙特（Jan Baptista van Helmont）醫師試圖為帕拉塞爾蘇斯的宇宙論建立具體的形式。而在同一時期，法蘭西斯‧貝克（Frances Baker）也建立了一條「通往自然知識的替代途徑」。

　　法國醫生安布魯瓦茲‧帕雷（Ambroise Paré）是當時首屈一指

的外科醫師。他最初堅持用滾燙的油治療槍傷。幸好，他發現這個方法的效果還不如單純的傷口清創術。他重新採用了燒灼術，並在流血的血管上使用綁紮法（ligatures）。

科學革命與醫療

十七世紀當科學革命展開時，人們開始會問怎麼發生的，而不再只是問為什麼發生。當時主要的治療方法，包括放血、洗腸、飲食限制、運動，以及使用各種草藥與礦物。任何不尋常的醫療活動，都會被視為「巫術」。最重要的一種藥是奎寧，用於治療瘧疾。

十八世紀末，電被用於醫療上，並在十九世紀的大部分時間發明了各種電氣設備，從而影響了醫療方式。

科學的出現，大大阻礙或說取代了早期的神聖治療、皇家觸摸、按手禮及祈禱等治療形式。二十世紀科學的長足進展，更是幾乎抹除了人們對神祕主義、聖人與神聖治療師的依賴。儘管如此，還是有許多疾病無法以藥物或手術治癒，尤其是慢性疾病，也因此讓一些習俗和「老方法」仍然盛行。比如說，法國聖地盧爾德還是讓尋求奇蹟的人趨之若鶩。民俗療法、各種形式的按手禮及觸療繼續世代傳承，如今還有復興的跡象。現今，在靈性與醫學的會合處，各種研究、著作、電視節目及期刊文章紛紛出籠，為靈魂開始回歸及參與醫療體系提供充足的證據。

過去，科學醫療與靈魂醫療多次水火不容；如今，它們成了在

治療上的盟友。科學正在一步一步地展示靈性治療為何有效的原理和機制，而靈魂醫療也越來越朝向科學方向邁進，以找出更可靠、更穩定的治療方法。

第 9 章

點燃靈性治療的火焰

對於靈魂醫療重燃起的信心，正在席捲西方社會。二〇〇三年《新聞週刊》（Newsweek）一項民意調查顯示：「有 84% 的美國人說，為人禱告對康復有正面影響，而 53% 的人表示，他們曾經依靠信仰幫自己度過嚴重的疾病或健康問題。在所有接受調查的人中，有 72% 的受訪者相信，神能治癒無法透過醫學手段存活下來的人。」[1]《時代》雜誌的封面故事 [2]、《美國週末》雜誌的報導 [3]，以及其他許多暢銷期刊也呼應了這樣的調查結果。迄今為止規模最大且最全面的一項研究，是二〇〇五年由美國國立衛生研究院（National Institutes of Health）所做的調查，一共訪談了三萬一千名左右的美國成年人。

結果發現，有 36% 的人在過去十二個月使用過輔助或替代醫學（簡稱 CAM）。不過，如果將祈禱也納入 CAM 的定義時，這個數字會上升到 62%[4]。由此可知，靈魂醫療已經成為醫療照護及公眾意識結構的一部分，甚至達到了五個世紀以來前所未有的介入程度。

靈魂醫療為何再度受到青睞？

為什麼這種幾百年前被科學拒之門外的原始信仰會再次復活呢？原因之一，是現代科學與醫學的非個人化本質。「管理式醫療護理」（managed care）是現代醫學屈服於財務壓力的不及格回應，不僅在管理工作上勉勉強強，在醫療照護上也馬馬虎虎。另一個原因，則是現代醫療無法兌現它的承諾。備受尊敬的作家與醫師勞瑞·杜西在其著作《祈禱，真是一帖良藥》提到，每年有八萬名美國人死於醫院感染。這約是美國每年死於車禍人數的兩倍，也比在越戰或韓戰中喪生的美國人還要多。

十多年來，《美國醫學會雜誌》（*Journal of the American Medical Association*）一直在警告這個問題的嚴重性，發表的研究顯示在美國醫院有感染、受傷及死亡等風險[5]。由約翰·霍普金斯大學彭博公共衛生學院的芭芭拉·史塔菲爾德（Barbara Starfield）博士所做的研究，詳細記錄道：

- 12,000 人因為不必要的手術致死
- 7,000 人因為醫療過失致死
- 20,000 人因為其他的醫院過失原因致死
- 80,000 人因為感染致死
- 106,000人因為非錯誤用藥的藥物副作用致死

　　每一年大約有二十五萬名患者死亡。請記住，這些只是死亡數字，還不包括因為類似原因生病而後康復的患者，或因為醫療行為而遭受到暫時性或永久性損傷的病人[6]。

　　這些研究，將醫源性疾病或醫生引起的疾病列為美國人主要死因之一，跟心臟病和癌症不相上下。至於其他採用不同標準的研究，則發現醫源性疾病才是頭號殺手。一項對於美國政府研究數據的縝密分析發現，二〇〇一年，因心臟病致死的有 699,961 人，死於癌症的有 553,252 人，而因為常規醫療機構的醫療疏失致死的有 783,966 人。據估計，這讓每年的社會成本高達二千八百二十億美元[7]。雖然研究人員對於應該將醫源性疾病放在主要死因的第一位、第二位或第三位各持己見，但沒有人質疑這個問題的嚴重性。

　　此外，藥物和手術的併發症，則是造成三分之一病患被送往加護病房的原因。勞瑞・杜西醫師說：「在現代生活中的其他領域，這種情況早已被列為全國性醜聞。」比起祈禱，「現代醫學每次都會以壓倒性的優勢贏得死亡競賽。」[8]

　　威廉・諾倫醫師在其著作《療癒：一位尋找奇蹟的醫師》指出，靈療師可以治癒 70% 的病人；這個數據似乎遠勝於一般藥物[9]。科學證據也表明，靈魂醫療的效果至少和大多數藥物一樣有效。事實上，沒有一種藥物的效果能夠比得上靈魂醫療。令人驚訝的是，美國國會科技評估局（Office of Technology Assessment）的報告指出，目前所使用的藥物中，有 85% 缺乏令人滿意的科學文獻支持。

　　市面上有些使用頻率很高的藥物，並沒有我們以為的那樣安

全。二〇〇五年十二月，德州大學達拉斯西南醫學中心（University of Texas Southwestern Medical Center）的威廉‧李（William Lee）在《新科學家》（*New Scientist*）期刊上發表的一篇研究，引起了軒然大波。他指出，研究發現強效止痛藥泰諾（Tylenol）與其他非處方止痛藥的活性成分乙醯胺酚（acetaminophen），是美國急性肝功能衰竭的主要原因。在服用乙醯胺酚後因肝衰竭死亡的案例中，近半數都是由於意外過量所致。該研究追蹤了因肝功能衰竭而陷入昏迷的患者。期刊內容指出：「在乙醯胺酚中毒的二百七十五人中，有 8% 接受肝臟移植，65% 在沒有肝臟移植的情況下存活下來，而 27% 則不幸死亡。」有些病人是無意中服用過量，他們服用了兩種以上的處方，卻不知道其中都含有乙醯胺酚。不過，故意用藥過量而迅速得到救治的患者，也有類似程度的肝臟損害[10]。

　　儘管藥商在尋找及推廣新藥上花費了數百萬美元，但進入市場的新藥真正有效的並不多。根據有史以來針對抗精神病藥物所進行的最全面研究顯示，昂貴的新藥不會比舊藥更有效或更安全。美國國立精神衛生研究院（National Institutes of Mental Health）提供四千四百萬美元委由哥倫比亞大學精神病學家傑佛瑞‧利伯曼（Jeffrey Lieberman）所做的研究，發表在《新英格蘭醫學期刊》（*New England Journal of Medicine*）的報告指出，被稱為非典型抗精神病藥的新型藥物，對藥商來說，其市場價值為一百億美元，但藥效及安全性並不會比舊的非專利藥物奮乃靜（perphenazine）更好。不過，由於醫師通常會開新藥，奮乃靜已經停止生產，而其成本只有

新藥的十分之一[11]。

利伯曼指出，科學文獻中 90% 的藥物試驗都是製藥公司資助的。有證據顯示，製藥公司會禁止發表不利於其藥物臨床試驗的論文，例如因為早期結果不樂觀而喊停的研究。根據《華盛頓郵報》的報導：「製藥業近來因為隱瞞不利的試驗數據而飽受抨擊。」[12]二○○六年，美國聯邦政府發布的兩項關於抗憂鬱藥物的大規模研究也顯示，最常用的處方藥「未能證明這些藥物比安慰劑更安全或更有效」。[13]

英國具公信力的《獨立報》（Independent），在其科學版上以〈葛蘭素製藥公司負責人：我們的藥物對大多數病患沒有效果〉為標題的報導中說：「英國最大製藥公司的一位高級主管承認，大多數處方藥對於多數服用者都沒有效果。」

該報導接著說道：「葛蘭素史克（GlaxoSmithKline，大型跨國製藥公司）的全球遺傳部主任艾倫・羅斯（Allen Roses）表示，使用最昂貴處方藥的患者中，實際上能從中獲益的人不到一半。雖然這已是製藥業公開的祕密，但是頭一次有製藥公司高層公開此事。在他發表這番言論的幾天前，英國國民保健署才對外公布其藥費支出在三年內飆升了近 50%。」[14]

《西雅圖時報》著名醫藥記者蘇珊・凱勒赫（Susan Kelleher）在標題為〈醫生診斷背後的大生意〉的一篇報導寫道：「美國一些最有聲望的醫學協會都拿了藥商的錢，然後跟著藥商的計畫走。」[15]而結果就是數百萬人服用的藥物，可能會帶來比潛在病症更大的風

險。事實上，這種治療可能會讓他們生病，或甚至死亡[16]。《新英格蘭醫學期刊》已故編輯佛朗茲‧英格爾芬格（Franz Ingelfinger）曾經說過：

> 讓我們假設，有 80% 的病人患有自限性疾病，或是即使通過現代醫學也無法改善的疾病。因此，除非是對病情有害，否則醫師的任何措施都不會影響這些疾病的基本進程。無論如何，還是有略多於 10% 的病例，醫療干預是非常成功的……可惜，在最後的 9% 中，因為這樣或那樣的緣故，醫師可能做了不適當的診斷或治療，或者純粹只是運氣不好。不論什麼原因，病人最終都出現了醫源性問題。因此結算下來，整體的醫療效果只比零稍微高了一點。[17]

不過，當我們將目前使用的對抗療法藥物的財務與道德成本納入考量後，這個數字可能是比零還低的負數。《紐約時報》在二○○六年一篇名為〈利誘醫療行業〉的社論中說：「上週有兩個新案例曝光，揭露了企業長久以來收買醫師、藥劑師及其他醫療專業人士以發揮其影響力的事實。麗德‧艾貝森（Reed Abelson）在一月二十四日的《紐約時報》報導了一則吹哨人的訴訟案，指控美敦力（Medtronic）醫療公司近年來支付數千萬美元，給職務上能夠使用及推薦其醫療設備的外科醫師。其中尤為惡劣的例子是，威斯康辛州一位著名外科醫師在短短八天的諮詢中就獲得了四十萬美

元。在上週六的《紐約時報》中，哈利斯（Gardiner Harris）與皮爾（Robert Pear）揭露了一家丹麥公司付錢給藥劑師、醫師助手與一家連鎖藥店，讓他們把該公司的高價胰島素產品推薦給糖尿病患者。」《紐約時報》的結論是：「關鍵問題是，醫師在開處方藥或建議醫療器材時，必須把病人的最大利益放在心上。他們的判斷，不應該因為金錢利益或討好企業金主而被蒙蔽。」[18]

《美國醫學會雜誌》在二〇〇六年的一份報告中，調查了製藥公司對於醫師在開處方藥時使用自家產品的許多獎勵措施[19]。為了影響醫師的決定，藥商動用了送禮、招待旅遊、顧問合同、代筆服務、免費餐點及樣品等多種手段，所投下的金額為數不小。根據《今日美國》（USA Today）的一篇文章估計，總價值可以高達一百九十億美元[20]，這個金額是全美國整個圖書零售業全年銷售額的兩倍。該報導的作者還寫道：「營銷……不應該被允許去破壞醫師為患者謀求最大福利及對科學誠信的承諾。」並建議這類禮物應該嚴格禁止收受。他們的結論是：「心理學與社會科學對收受禮物的研究顯示，當前的控制措施無法充分保護患者的利益。」

作為初級醫療保健的首選手段，靈魂醫療正準準捲土重來。當常規醫療無能為力時，應該始終以靈魂醫療為治療的第一選擇。即使必須以手術和藥物治療時，也應該以靈魂醫療作為輔助療法。正如奧嘉‧沃勒曾經說過的：「多增加的這種小小的治療，不會傷害到任何人。」一個世紀以前，美國醫學之父威廉‧奧斯勒（William Osler）就曾經有理有據地論述了信心對健康與治療的重要性：

　　信心是生命重要的槓桿。沒有了它，人將一事無成；有了它，即使只是零星碎片，小如芥子，凡事都有可能。我們對自己的信心，對藥物和療法的信心，是醫學專業的重要資本……正如蓋倫所說，信心與希望的作用更勝於醫術──「他治好的人大多數都具有無比的信心」。帕拉塞爾蘇斯擁有怪誕的雙重身分，既是哲學家又是個江湖郎中，他鼓勵病人「有良好的信心、強大的想像力，就會出現療效」。身為醫生，我們經常會忽視或不了解自己的信心治療，但那只是我們對於超出常理的表現太敏感了。這種靈丹妙藥對所有的人開放，就像陽光一樣無償，在某些情況下可以使每個人都像荷馬時代的古斯巴達人一樣，成為「出於自然恩典的好醫生」，我們從來不曾也不該期望能獨占。對於神或聖人的信仰是療效之一，對小藥丸的信心是療效之二，催眠暗示是療效之三，對普通醫師的信心則是療效之四。在任何時代，信仰的禱告都能療癒病人，而祈求者的心態似乎比禱告的力量更有影響力。阿斯克勒庇俄斯神廟的治療、聖徒的奇蹟、耶穌會傳教士在這個國家所進行的非凡治療、法國盧爾德及魁北克省聖安妮大教堂的現代奇蹟，以及所謂的基督教科學家不可思議的靈療工作，通常都是真的，在討論治療的基礎時必須把這些考慮進去。身為醫生的我們日復一日地行使相同的權力……而我認為，當信心不再被壟斷，我們會更樂在其中。我們執業所憑藉的信心，甚至是日常生活中所具有的信心，都有局限性。它不能起死回生，也不可能用新的

眼睛來替代壞掉的眼睛……不能治好癌症或肺炎，也無法接上斷骨。但是，即便早在十九世紀我們就發現了這些限制，但信心還是最寶貴的，沒了它，我們將會處於非常不利的境地。[21]

　　無論是醫師或靈魂醫療從業者，或是幫助病人建立信心或信仰的治療師，都可以取得比任何藥物或手術更成功的結果！如果他們能成為傳達恩典的管道，那就更好了。只有那些需要靠藥物或手術來挽救生命或身體機能的病人（可能不超過 15%），才需要藥物或手術的幫助。只有重大疾病（例如嚴重的感染、骨折、手術可以治好的癌症，或充血性心力衰竭），才需要考慮手術或藥物干預。

　　小尤金・史泰德（Eugene A. Stead, Jr.）是非常有智慧的醫學教授，他建議醫生的首要任務是做好傷檢分類。在病人初次因身體不適前來看診時，醫生的角色就是確認病人是否有需要立即使用藥物或手術的嚴重疾病。如果病人沒有罹患潛在的嚴重性疾病，就應該讓他們了解各種形式的治療，並允許他們選擇一種或多種療法。事實上，醫生甚至最好是「不作為」，以防止病人的病情惡化。

　　藥物和手術對於許多慢性疾病都不適用，尤其是那些表現出壓力反應且檢查不出身體機能障礙的病症，包括憂鬱症、焦慮症、恐慌發作，以及所有精神性與神經性疾病。即使藥物治療可以改善糖尿病或充血性心力衰竭等慢性病患者的生活品質，也始終都要以安全的替代療法來輔助。比如說，胰島素是糖尿病患者不可或缺的，但每天若能額外補充一千微克吡啶甲酸鉻（chromium picolinate）

及五十至一百微克的釩（vanadium），可能會讓三十五歲以後才罹患糖尿病的患者達到不需要胰島素的程度。而且有肯定的證據顯示，在某些病人身上，靈魂醫療可以緩解糖尿病 [22]。在這種情況下，有益的靈魂醫療形式可能包括針灸、經皮神經電刺激、催眠、生物回饋療法、創造性觀想、整骨療法、整脊療法、改善營養、靈氣治療、靈氣點化與調校、觸療、按摩、順勢療法、光色療法及芳香療法。以上任何一種，都能讓病人的靈魂參與治療。

靈魂醫療的實際做法

有很多治療方法針對的是病人的能量，以改善及促進能量流動，清除阻礙靈魂透過身體、心靈及情緒表達的所有障礙。例如以下這些治療形式：

1. 經絡療法

針灸是一種古老的療法，用以調整人體的經絡能量，至今已有近四千年的歷史。過去數十年間，針灸已被證明可以有效提升ACTH（促腎上腺皮質素）、治療經前症候群及男性不孕，還能減輕多種類型的疼痛。把電針應用在稱為「火環」（Ring of Fire）的腎能量特定穴位，能有效治療糖尿病神經病變、類風濕性關節炎、憂鬱症與偏頭痛，並提高 DHEA（脫氫異雄固酮）的濃度。在穴位上不施針，而是使用千兆赫（每秒數十億週期的頻率）的電流，可

以治療大多數疾病，而且沒有併發症。其他以經絡為基礎的療法，還包括了穴位按摩、指壓、塔帕思穴位指壓療法（Tapas Acupressure Technique，簡稱 TAT），以及情緒釋放技巧（EFT）。除了一項研究顯示 EFT 可以減少恐懼症之外，還有很多關於 EFT 的研究正在進行，主要的臨床發現將會在未來幾年內發表。

　　這些療法的特點，在於它們能夠迅速轉變長期存在的心理問題，甚至包括嚴重的恐懼症。心理學家大衛・費恩斯坦在《能量心理學的承諾》（*The Promise of Energy Psychology*）一書中，提過一個典型病史。他稱呼這個病人為「里奇」，里奇因為越戰創傷而罹患創傷後壓力症候群（PTSD），前後接受了十七年的心理治療，也曾經到退伍軍人管理醫院接受過一輪的失眠住院治療。由於他「在戰爭期間做了大約五十次的跳傘，而罹患嚴重的懼高症」，即使是坐在醫院病房裡，當他被要求回想他在高處的經驗時，也會變得非常害怕。後來，他接受了 EFT 開發者蓋瑞・克雷格的短暫 EFT 敲打治療。治療後，他走到了「位於三樓的防火梯往下看，完全不見絲毫的恐懼反應。讓里奇又驚又喜」。

　　這些效果似乎是永久性的。臨床 EFT 研究的檢驗顯示，病人在治療後數個月或甚至數年內，還是保持著康復的狀態。在里奇接受 EFT 敲打治療的兩個月後，「他仍然不再懼高及失眠，也不會因為不安的戰爭記憶而受到困擾」。[23]《能量心理學的承諾》解釋了一些可用於自我治療的方法，而關於更多病症的自療法則可參見佛瑞德・加洛（Fred Gallo）與哈利・文森齊（Harry Vincenzi）合

著的《能量拍打》（*Energy Tapping*）一書 [24]。蓋瑞・克雷格的網站上有許多培訓資源 [25]，以及由精神科先驅丹尼爾・貝諾（Daniel Benor）醫師所開發的一種簡化版經絡自療法「WHEE」，WHEE 技巧已經在病人身上顯現可喜的成果 [26]。這些安全又強大的療法，可望使人們擺脫造成心理衰弱的症狀；一般來說，這些病症需要數年的心理治療才能看出成效。透過釋出造成器質性疾病的負面情緒，這些療法也可能在治療身體病症中發揮部分作用。

2. 光與色彩的療法

　　瑞士心理醫師麥克斯・盧舍爾（Max Lüscher）用顏色偏好來診斷人格與情緒，完成了許多現代的心理測驗。不同顏色的光療會影響 β 腦內啡、褪黑激素、血清素及泌乳素的分泌。光線則會影響情緒、褪黑激素、血清素及性發育的年齡。腦電圖可以追蹤光的頻率，善用光可以更容易進入出神狀態。

3. 順勢療法

　　兩百年前，德國醫生山繆・哈尼曼（Samuel Hahnemann）提出了順勢療法的概念——**順治法則**（Law of similars），意思是「相同者能治癒」，若一種物質會產生某種症狀，就可用它來治療有相同症狀的疾病，不過使用的是經過高度稀釋，不留下任何可測量物理痕跡的各種物質。順勢療法的醫師記錄了許多疾病的治療方法，好幾篇現代論文也討論了順勢療法治療類風濕性關節炎的有效性。

最近在席利疼痛診所中，我們也證明順勢療法的製劑，效果比乙醯胺酚更好，而乙醯胺酚正是「醫生治療疼痛最常開立的處方藥」[27]。

4. 聲音療法

音樂顯然會影響情緒。法國耳鼻喉科醫師阿弗列德・托馬迪斯（Alfred A. Tomatis）表示，聽不見聲音就說不出話。他透過聲音重新訓練聽力，並在聲音的幫助下，輕易進行催眠及進入出神狀態。至於治療情緒及身體的疾病，音樂療法是越來越熱門且成功的治療形式。

5. 觸摸與治療

觸療已被證明有效，而且已達到統計顯著的程度。即使治療師隔著一段距離，腦電圖也會受到明顯的影響。血紅蛋白也會因為觸療而升高。熟練的靈性治療師，可以在幾分鐘內就提高 DHEA 的濃度。有研究顯示，觸療改善了傷口癒合的時間、減少術前焦慮以及其他正面效果。觸療有很多種形式，包括治療性觸摸、靈氣治療、靈氣點化、信仰治療及按手禮。

6. 芳香療法

嗅覺是人類最原始的感官，好聞的香氣可以有效地改善我們的情緒。最近的科學顯示，即使是聞不出來味道的汗味，也會影響女性的月經週期。花精與精油經常被用於芳香療法。

7. 生物回饋療法

　　生物回饋療法是身心醫學中的勞斯萊斯，尤其是與一種稱為自律訓練的自我催眠技術結合使用時，在很多疾病的控制率可以達到80%，其中也包括高血壓與偏頭痛。某種程度來說，心理神經免疫學就是從生物回饋的最初發現發展出來的。

8. 推拿

　　要釋出體內的負面能量有多種療法可以辦到，包括按摩、身體療法（somatic therapy）、整骨療法及整脊療法。這些療法的臨床效果，通常比常規療法還要好。的確，薦骨滑動正是下背痛與坐骨神經痛最常見的原因之一。萬一手術失敗往往會讓病情惡化，而當薦骨滑動無法再矯正時，脊椎融合術就會是個災難。這些毛病，一個訓練有素的治療師大約只要一分鐘就能矯正，然後病人只要做一些適當的運動就能維持矯正的狀態。

9. 靜坐冥想

　　想聆聽靈魂的聲音，你必須放慢腳步。冥想、沉思、靈性修練、正念以及類似的技巧，都可以讓心靈平靜下來。有智者說過：「佛教不是宗教，而是一種便宜療法。」基督教長久以來的靜坐與沉思傳統，在過去十年又被重新發掘出來。任何可以減輕患者焦慮與躁動的技巧，都對治療疾病有幫助，還可促進身體與靈魂之間的

交流。冥想與沉思為這種交流創造出一個靜止的空間，讓每一種形式的靈魂醫療更強而有力。

10. 電磁刺激

用非常微小的能量（一毫安培，即一安培電流的千分之一）所進行的顱微電流刺激療法（cranial electrical therapy），可以提高 β 腦內啡與血清素的濃度，用來治療憂鬱症與失眠的效果比任何藥物更安全更有效。確實，這種方法的效果，是最好的抗憂鬱藥物的兩倍，而且完全沒有併發症！能量療法的很多效果，可以透過人或機械的方式來實現。用電來刺激人體的能量通道，在醫學上有著悠久且有趣的歷史；而藉著現代研究的優勢，這些裝置又重新回歸了。

11. 傳統醫療方式

像中國與印度這樣擁有古文明的社會，都有好幾千年的本土治療方式。中醫與阿育吠陀的理論及實踐，可以提供常規療法之外的另一種選擇，或作為輔助療法使用。此外，巴西及非洲的薩滿教也展現了不凡的治療力量。

12. 祈禱與信仰治療

為病人祈禱與代禱是記錄在案的最古老療法之一，可以在靈魂與病體之間建立直接的聯繫。由於大多數信仰治療師都會用代禱來為病人請求醫治，因此其中自然就包括了信仰治療。

13. 有意識的生活方式

　　有意識的運動、有意識的飲食、冥想、放鬆，以及養成其他健康的生活方式，都是一種經過思考後的有意識選擇，可以喚起個人對自我保健的責任心。有意識的生活方式全由自己決定，用以加深靈魂與療癒的連結，並採用與靈魂和諧共處的生活方式。有意識的日常鍛鍊，可以選擇瑜伽、舞蹈或武術。

14. 潛意識重設

　　研究人員提醒我們，我們的意識大腦每秒大約可以處理四百位元的訊息，但潛意識大腦每秒卻可以處理超過一千一百萬位元的訊息[28]。因此，潛意識所包含的訊息，完全可以覆蓋過意識中最好的意圖。自我肯定、肌肉測試及其他會影響潛意識的療法，都是試圖清除那些阻礙靈魂治療的訊息。

心態與神聖的本質

　　我們的意識狀態、我們與神的關係，都是在我們的控制之下。最終我們的意識會與神性校準，輸入健康、滋養、愛與善的正念。對健康和治療來說，積極、開朗、樂觀及自我激勵的心態，與飲食和運動同樣重要。

　　先仔細看看下表自我受限的人格特質（左欄），再與靈魂透過

身心靈表達出來的特質（右欄）進行比較。當我們的心態處於靈魂覺知的狀態下，並連結到靈魂醫療的所有好處時，就會釋出我們身為靈性存在的全部潛力。

自我設限的個人特質	靈魂特質
負面想法	喜悅
悲觀	樂觀
唯物論	整體論
驕傲	尊嚴
對威權的需求	直覺
渴望	超脫
自我欺騙	靈性啟蒙
不寬容	接納
疏離	統一
殘酷	仁慈
傲慢自私	高尚
偏見	寬容
衝動與不耐煩	耐心
懶惰	動機
破壞性	有生產力
固執	靈活
方向不一致	有創造性的目的

自我設限的個人特質	靈魂特質
恐懼	勇氣
憤怒	平和與寧靜
怨恨	寬恕
討厭	愛與善意
嫉妒	信任
自憐	機智
罪惡感	自尊自重
占有欲	慷慨
受害者心理	賦權
被動	自我決定
叛逆	和諧與合作
貪婪	慈善
縱欲	靈肉協調
享樂主義	克制
不負責任	負責
評判	洞察力
退縮	耐力
醜陋	美
不誠實	誠實
不確定	信心
教條主義	智慧

自我設限的個人特質	靈魂特質
煩惱	胸襟寬廣
思考僵化	抽象思考或理性
易怒	公正
專注於過去	專注於當下
自私	回應靈性
競爭	合作
以上這些都會產生壓力，生理的回應包括活化交感神經、腎上腺素分泌增加、鎂流失及疲憊感。	以上這些都有利於恢復健康，生理的回應包括活化副交感神經，並可能透過精微量子狀態的幸福感來維持體內環境的穩定。

　　在下一章，我們將詳細探討如何在日常生活中培養靈魂的品質，並藉由這些做法從身心靈的交流中獲得巨大的效益。

第 3 部

與宇宙共鳴
的量子療法

Quantum Healing

我們對世界的看法,高度受到信念的影響。一旦大腦
相信某件事,就會由上而下傳遞指令,從而否決感官
輸入的現實訊息。這也意味著,我們對訊息的感知方
式,會改變大腦的狀態。

第 10 章

靈性所具備的美好特質

　　到目前為止，我們希望已經說服你，對健康最重要的是關心你的靈性生活。與靈魂保持健康的關係，並使用靈魂醫療作為基礎保健，是你可以為身體做的最好事情。在這一章中，我們將討論與強大靈魂連結的一些具體特徵，並給你一個機會用一套標準來衡量你的靈性生活；許多權威人士都認為，這些標準可以表明身心靈之間的關係充滿了鮮活的力量。

　　伊芙琳・恩德曉（Evelyn Underhill）是基督教神祕主義的重要人物，她表示靈性生活不是住到修道院裡面，而是你跪在地上擦洗台階時，腦海中所抱持的態度[1]。沒錯，靈性就是正確的生活方式，無論你從事的是多卑微的工作，或是正在面對人生最大的悲劇。奧地利精神病學家維克多・弗蘭克（Viktor Frankl）認為，能夠從德國集中營令人難以置信的暴行（包括虐待、挨餓，甚至是感染斑疹傷寒）中倖存下來，感到生存的意義是最關鍵的一個因素。

　　現今，靈性被認為是俗世生活重要的一部分。我們不再需要與世隔絕，才能喚起神性。我們身邊有越來越多的個人成長團體、書籍、影音、男性運動、女性運動及青年運動，許多這樣的團體都試

圖填補過去五十年來大家庭與核心家庭裂解所造成的空白，而社會則是透過尋求意義來回應這種生存危機。

科技曾經部分貶低了超然的信仰，讓有組織的宗教流失了一些信眾，但與此同時，社會也發生了動盪及根本性的改變，強大的靈性對抗運動已經崛起，並可能隨著進化論的機械觀點而變得越來越強大。

隨著越戰後靈性的衰頹、沒落，人本主義心理學運動的救贖誕生了。接著是超個人心理學運動，然後是整體健康與醫學運動。人本主義心理學強調的是個人、感覺、自我實現，以及榮格所謂的個體化（individualization）的重要性；個體化，就是個人最終走向身心成熟的運動。超個人心理學運動所強調的，是靈性、靈魂與上帝之間的連結。整體健康運動則是強調，生活的精神層面對整體幸福感的重要性。如今，靈魂醫療以直接的新方法使用能量，跳過了談話治療或甚至整體健康模式的許多協商過程。

來自靈魂深處的意識力量

什麼是靈性？統一教派的創始人查爾斯・菲爾摩爾在著作《人的十二種力量》（*The Twelve Powers of Man*）中，一再強調他認為能代表靈性的十二種能力：信心、堅強、判斷力、愛、力量、想像力、理解力、意志、秩序、熱情、捨棄，以及活力[2]。菲爾摩爾是第一批試圖定義靈性的人之一，之後的許多作家也紛紛給出了他們

自己的定義，而我們對靈性本質的理解也在不斷擴大中。例如，我們要感謝美國心臟病權威迪恩・歐尼斯（Dean Ornish）在《愛與生存》（*Love and Survival*）一書中，詳盡又具有說服力地闡述了社群意識與靈性、身體健康及長壽的密切相關性[3]。雖然「社群」沒有列在菲爾摩爾的名單上，但現在任何一份與心靈相關的名單如果少了它，就不可能完整。

　　我們要如何把靈性的原則應用於健康上呢？當我們思考靈魂的本質，並試圖把這些屬性融入到日常想法及行動中時，就是為良好的健康把關。以下條列出我們在所有與靈魂緊密聯繫的人身上所發現到的一些共通特徵，無論他們來自哪裡，或是透過什麼方式。與靈魂的連結，可以刻意培養成為健康生活的一部分。

1. **寬恕**：啟動療癒過程最重要的一種心態，就是寬恕。懷恨在心就像是自己服了毒，然後期待用它來殺死你最大的敵人。放下我們內在的負面想法，是療癒之旅的第一步。在我們放下與寬恕之前，會一直把自己束縛在負面的經驗中，並繼續收穫來自執念所帶來的後果。寬恕意味著放棄我們自己的故事、理由、遭受惡劣對待的獨角戲，以及受害者的立場，然後走進一個承擔個人責任的清新空氣中，在那裡，愛、恩典和寧靜等著指引我們走上療癒之旅。當我們與靈魂產生共鳴，所能做的就只有寬恕，因為心懷怨恨根本不是靈魂本性的一部分。

2. **包容**：包容的本質就是接受人與人之間的差異、信念和行為，而不加以評判。包容不會讓人做出有害的行為，也不會允許對他人做出有害的行為。不過，包容會採取開放的態度，從對方的角度來看待問題。從靈魂的角度可以看到所有觀點，而不會陷入人類狹隘的解釋中。

3. **平靜**：平靜是維持心態平和的一種能力，尤其是當你身邊動盪不安、一團混亂時。平靜是相信宇宙充滿了慈愛的結果，因為這會帶給我們力量，即便面對生活中的種種挑戰，仍是堅定不移。平靜意味著，相信靈魂堅定及不變的本質，而不是任由自己的意識被印度教所說的摩耶（maya，意思是幻象）世界中千變萬化的現象所迷惑。查爾斯・菲爾摩爾也提到了大衛的平靜，他靠著信仰上帝戰勝了巨人歌利亞的龐大身軀與巨大的力量。平靜讓我們知曉有一種靈性力量的來源，遠遠超過了世界表面上的力量平衡。平靜讓我們能夠活在當下，而不是被可能發生的事拖進恐懼的漩渦中，也不會讓我們的大腦被負面的想像所吞噬。平靜始終根植於現實，以及我們可以影響的現實部分，而不是為我們無能為力的部分而苦惱。平靜的人具有韌性及彈性，能夠在出現問題時保持沉穩。平靜的人會在發現自己脫離平靜時，重新回歸平靜；他們有良好的靈性修練，使他們得以在這個紛擾的世界，培養出無法撼動的靈魂連結。

4. **信心**：信心是保持正向信念的一種能力，相信生活總是會朝

著美好的方向前進。比起身體容易消逝的暫時性實相，信心更強調的是不朽的靈魂與慈悲宇宙的實相。例如，查爾斯・菲爾摩爾舉了亞伯拉罕的例子。亞伯拉罕願意接受上帝的指引，犧牲自己的兒子以撒，即便他不了解上帝為何會提出這樣的要求 *。菲爾摩爾還提到了其他的聖經故事，例如耶利哥城牆的倒塌。以色列人在比任何軍事實力都要強大的力量指引下行動，結果見證了奇蹟般的勝利 **。

5. **理性**：當菲爾摩爾談到理性時，指的是靈性上的理解或屬靈的啟示。靈性的基礎使我們能夠誠實看待各種情況，而不會受到被制約或喋喋不休的心智所誤導。理解是一種穿透世界表象的能力，並且從靈魂的角度來看，更能掌握重要的靈性原則。它涉及到超脫，讓我們能夠將邏輯與理性應用到所面對的問題，而不是只能被動地回應。這種冷靜的洞察力，讓我們能夠考量所有面向後，選出目前為止最佳的解決方案，也就是靈魂所追求的「最高的善」。菲爾摩爾舉《聖經》所羅門王為例：所羅門王選擇了智慧，而非財富與榮耀。判斷力、鑑別力、直覺與內在的認知，全都是智慧的不同面向。理性引導我們做出明智的選擇，而不是對人和情況做出下意識的情緒反應。理性使我們處於當下的時空中，而不是不斷

---

* 譯註：出自《舊約聖經》〈創世紀〉第 22 章。
** 譯註：出自《舊約聖經》〈約書亞記〉第 6 章。

地徘徊在想像中的恐懼及預期的結果中。理性會探訪其他人的價值觀、動機及生活方式，而不是陷入狹隘的靈性或物質文化中。

6. **希望**：希望是對於未來會更好的期待。希望是有能力想像明天更美好，並利用人類的想像力來創造成長與成功。在二十世紀初，自律神經系統被稱為「想像的神經系統」，因為人們都知道想像會影響身體的功能，而通過適當的想像，再生就能夠發生。希望是相信恩典會自由流動的信念，《韋氏辭典》對「恩典」一詞的定義是「迷人、優雅、吸引人，尤指精巧、細緻、輕盈或未經雕琢的……不受拘束且非應得的神聖恩惠或善意，上帝為拯救人類靈魂而向人類展示的慈悲憐憫」。從宗教角度來看，恩典意味著上帝全然的接納和寬恕，不論是不是我們應得的。恩典是上帝無條件的愛，可以導致完全不合理或無法解釋的療癒奇蹟或拯救。這就是恩典，而希望就是對恩典的期待。

7. **動機**：動機是一種內在的動力，讓我們能夠在有生之年完成有價值的事。有動機的人充滿信心，並相信自己。有動機的人會發現自己的內在擁有面對困難的勇氣；有動機的人會用他們的意志來表達和追求自己的需求與欲望。在移除身心靈的俗世障礙後，靈魂就能自由表達，並為俗世的肉身帶來巨大的力量、意志及動力。

8. **堅持**：有意願及承諾來進行規律的靈性修練，這是靈性道路

的基礎。這可能意味著每週上教堂，或者每天冥想。當你問一群經常冥想的人要花多久的時間練習，才能輕鬆進入冥想狀態，你所聽到的答案可能從十年到五十年不等。能否隨意進入狀態，關鍵在於堅持不懈，無論有時候看起來多麼不便、無聊、困難或可能失敗。查爾斯．菲爾摩爾談到了力量、支配及精通：他指的不是物質上的掌控，而是來自持續靈性修練所獲得的精通。與靈魂的共鳴，能夠讓靈性修練與靈性啟蒙的行為表裡如一。養成頻繁地與靈魂接觸，可以讓靈魂表達的品質更為一致。

9. **社群**：獨居的隱士有時會獲得開悟，大多數的宗教都有僻靜的豐富傳統，以便專注於靈性的理解。然而，這種尋求開悟的旅程通常都有時限，出關之後都會重新回到現實世界。摩西在西奈山上聽到了十誡，但除非他把十誡帶下山來，帶領以色列人在日常生活中遵守十誡，否則十誡對於以色列人將毫無用處。僻靜與尋找聖杯都是靈性探索的重要組成部分，但最終，我們還是會走入群體中表達靈性。靈性社群也是一種很棒的支持系統，幫助我們在最困難的情況下能夠繼續靈修。佛陀將僧伽（sangha，即僧團）列為三寶之一，我們可以在其中避難，走向開悟之道。最近的研究顯示，豐富的社交網絡對健康與長壽影響深遠。人與人之間多所不同，其中也包括宗教觀點。俗話說：「有一個荷蘭人的地方，就會有教堂；有兩個荷蘭人的地方，就會搞分裂。」然而，靈魂可

以感知到超越人類差異的統一性。當耶穌的敵人拿給他羅馬
硬幣時，他們知道無論他的回答是或不是，都會被問罪；但
耶穌選擇了「第三種」解答來嚇退他們＊。耶穌的解答，看
到了明顯相反的兩個答案之外存在著統一之處。靈魂看到的
是社群，而最聰明的大腦只看到差異。

10. **喜悅**：快樂的人會鼓舞身邊的人，也是對世界的一種祝福。
快樂的人會欣賞並表達生命中的美好，並藉此來培養幸福
感。他們下定決心在任何情況下，都要找到積極面。深度的
靈性生活會充滿神的恩典，也因此必然能感受到喜樂。與神
聖的交流，照亮了個人與世界固有的喜樂，並從充滿喜悅的
心、從輕盈又圓融的春天滿溢了出來。散發靈性的生命，喜
樂是自然而然產生的。

11. **感恩**：對生命本質的任何叩問，最後都不可避免地會走向
感恩。物質生活的奇蹟，以及神性與物質的融合，會讓具有
靈性的人自發性心存感恩。擁有強大靈性基礎的人，會因為
靈魂有機會向世界表達，而帶著感激之情被喚醒，每當他或
她一想到生活中所受到的祝福時，就會重新喚起這種感恩的
心情。大多數的人都會對於明顯的祝福（例如意外的禮物、
錢、孩子的誕生、假期，或者偉大的成就）心存感激。不同
的是，靈魂是在感恩的沃土中生長出來的，那是一種存在狀

＊ 譯註：出自《馬太福音》第二十二章第 15 ～ 22 節。

態；在每一刻，都會為了生命的神奇與莊嚴而感謝造物主。懂得感恩的人對平凡的日常事物也同樣珍惜，例如一頓飯、一杯水或一夜好眠；他們不需要非凡的恩典事件來引發感激之情。從靈魂深處出發，讓感恩成為每天生活的一部分，而不只是靠偶發事件來喚起的一種感受。

12. **愛**：愛有多種面貌。愛是無條件幫助他人的一種渴望。菲爾摩爾認為，無條件的愛不是一種偏好，而是「與人為善的願望」。愛是慈悲，是一種對於不幸者的深刻同理心。愛是喜捨，樂於與他人分享時間、精力、智慧及金錢。愛並不代表你必須無條件或無償地滋養他人，但你仍然想要這麼做。無條件的愛——沒有評判，也不需要知道原因——是基督教信仰的基石。這種愛常常被視為上帝與靈魂的終極本質。立足於靈魂深處的人，也就是立足於愛。

測試你與靈魂連結的程度

你是如何看待自己在靈性這十二個面向的經歷呢？以下測驗能測試你在這些屬性上的應用程度。請按照下面五個選項來回答每一道問題，寫下你的第一反應，不要花很多時間去思考你的答案。然後把所有得分加總起來，就能明白在你的靈性生活中有哪些方面需要多加強，而哪些方面你已經精通了。

5 我非常同意

4 我同意

3 我沒有意見

2 我不同意

1 我非常不同意

1) 萬事互相效力，都不是獨立的事件。

2) 上帝是仁慈的。

3) 我有不死的靈魂。

4) 我在人世間的生活是有意義的。

5) 一週至少一次，我會虔誠地凝望日出日落或自然景色。

6) 我有冥想、禱告的習慣，或經常思考生命的美好。

7) 事與願違時，我仍能心平氣和。

8) 不論生活給我什麼，我都能面對。

9) 有時候，我會冤枉或傷害他人。

10) 當我虧待他人時，我會道歉。

11) 我能從自己的問題和錯誤中學習。

12) 我有足夠的智慧，可以做出正確的選擇。

13) 當我懂得更多，我的精神信仰也會跟著改變。

14) 我為自己設定了合理的標準與目標。

15) 到目前為止，我讀過至少三本關於其他宗教的書。

16) 上週我曾幫助過別人。

17) 服務他人就等於侍奉上帝。

18) 我會定期捐款。

19) 去年，我幫助過不幸的人。

20) 看到人或動物遭受痛苦，我能感同身受。

21) 我與眾生息息相關。

22) 我會竭盡所能幫助他人。

23) 明天會更好。

24) 奇蹟會出現。

25) 人會改變，也會讓自己變得更好。

26) 通常幾天內，我就會忘記別人對我做過的錯事。

27) 我會向虧待我的人送上祝福。

28) 在我做了不該做的事之後，會為自己送上愛。

29) 當我聽見跟自己不同的信念時，會深思它的意義。

30) 即便信仰不同，我仍會捍衛他人有宗教信仰的權利。

31) 對我來說，其他宗教也可能蘊含智慧。

32) 當有人對我不好時，我會試著理解他們的想法。

33) 感到沮喪時，我會停下來先讓自己冷靜。

34) 只要我努力，就能做成任何事。

35) 即使別人不相信我，我也能夠專心致志。

36) 我每天都堅持做些靈性修練。

37) 每週我至少會讀一次宗教或勵志書籍。

38) 每週我至少會為自己和他人禱告一次。

39) 我相信自己每天的態度比上教堂更重要。

40) 在過去兩週內,我曾在心裡為某個人送上祝福。

41) 我有可以信賴的靈性導師。

42) 我至少有兩個好朋友。

43) 我每週都會去教堂或靈修中心做禮拜。

44) 在過去一週內,我至少對兩個人說過「我愛你」。

45) 在過去一個月內,我曾經帶給某個人意外驚喜。

46) 在日常生活中,我經常會不由自主地感到喜樂。

47) 每天我都會刻意去尋找能讓自己開心的事。

48) 每天早上,我都為能夠醒過來心懷感激。

49) 只要有好事發生,我都會感謝上帝。

50) 每當有不好的事發生時,我也會感謝上帝,儘管我可能
　　不明白為什麼。

解讀測驗結果

　　把所有分數加總起來。總分 200 分以上,表示你的靈性生活強
大、充實,心靈和心智都跟靈魂的價值觀相同。總分在 150 到 200
之間,表示你的靈魂與意識有很強的連結,但在靈性修練上有些方
面還需要加強。總分在 149 分以下,代表你需要認真提升自己的靈
性生活。以下依據問題的性質組成十二組,請再看一遍你的回答,
找出你在這十二個組別中有哪些需要特別注意。

問題 1 到 4 跟你對**信念**的態度和實踐有關。

問題 5 到 8 評估的是你在**平靜**方面的應用及**活在當下**的能力。

問題 9 到 15 評估的是你對**理性**、**誠實**、**智慧**與**理解力**的應用。

問題 16 到 22 評估的是你在**愛**、**慈悲**及**慈善**的實踐。

問題 23 到 25 代表你對**希望**及**恩典**的信心。

問題 26 到 28 評估的是你的**寬恕**做到了什麼程度。

問題 29 到 33 顯示你的**包容程度**以及**不處於被動反應**的能力。

問題 34 到 35 顯示你的**意志力**、**動機**及**自信**程度。

問題 36 到 40 代表你對自己有多**用心**，以及努力維持的程度。

問題 41 到 45 評估的是你的**社群**意識。

問題 46 到 47 代表你有多**快樂**。

問題 48 到 50 評估的是你的**感恩**程度。

不要因為某個組別得分低而懊惱。你可以把這些結果當作回饋，並溫柔提醒自己要多關注這個領域。記住，只要一個有意識的行為，通常就可以促使改變發生。這個評估工具取自精神幸福感的幾個指標，但也只是一個小測驗，並不是經過全面測試過的科學工具。它的目的是幫助你注意自己在靈性實踐上有哪些強項和弱點，而不是對你的行為做權威性的評估。讚美你的強項，並為身體和靈魂的健康繼續保持下去。針對你的弱點去問問你的指導者、牧師、教練或朋友，並擬定一個計畫來支持你的靈魂以各種方式灌注能量給你。你的身體會因此而更愛你！

第 **11** 章

將靈魂醫療當成基礎照護

　　對大多數病人而言，只要能緩解症狀就足以證明治療有效。但遺憾的是，有很多疾病，想要用科學來驗證某種治療是否起作用，相對來說比較困難。如果能夠對科學驗證有一些基礎的了解，就更能掌握住神聖治療的不凡特質。

　　從醫生的角度來看，很少有疾病有足夠的科學文獻來證明它們是生理性的。骨折顯然是生理上的病症，骨折要癒合通常需要六到十二週。如果靈療師能在施行按手禮後，讓骨頭在兩週內癒合，那麼就能「證明」靈療確實有效。醫學上通常認為第一型糖尿病或兒童期糖尿病（三十五歲之前罹患的糖尿病）是不可逆的，病人終其一生都必須依賴胰島素。相反的，如果糖尿病發生在三十五歲以後，通常可以透過飲食、體能運動，甚至是深度放鬆訓練來控制病情。不過很多醫生不會提供這些替代方法，只會讓病人使用藥物，頂多只會建議飲食控制而已。神聖治療用於第二型成人糖尿病，很難「證明」其治療效果，但用於第一型糖尿病卻通常有非常戲劇性的逆轉。至於癌症可能是最戲劇性的疾病，癌症的「自發性」治癒確實非常罕見，因此比起其他疾病，癌症更能提供證明治癒的機會

及力度。諾貝爾生物醫學獎得主艾伯特‧聖捷爾吉（Albert Szent-Györgyi）說過：「我們了解癌症嗎？不，沒有人了解。我們真正的問題不是『什麼是癌症』，而是『什麼是生命』。我們必須先了解生命，才能了解癌症，因為癌症只是一種扭曲的生命。」[1]

對抗療法的解釋

什麼才是真的？高血壓或許是醫學難題的一個重要例子，大多數醫生都承認高血壓在某種程度上是壓力造成的結果，但很少會建議或教導如何降低壓力。多年來，人們一直相信，鈉是高血壓的罪魁禍首。現在有證據顯示，氯化物的影響，可能比鈉更重要。如今，我們也知道，幾乎所有的高血壓患者都缺鈣，甚至缺鎂。然而，醫生很少會建議使用這些元素的補充劑。相反的，他們會開處方藥，這些藥物通常（在嘗試了幾種不同的藥物後）會讓患者的血壓獲得控制，但是也經常會引起併發症，從增加中風的風險到男性性功能喪失都有。藥物充其量只能跟疾病打成平手：雖然控制了血壓，卻必須付出很大的心理與生理代價。

三十多年前，梅寧格基金會的艾默‧葛林醫師引入了溫度生物回饋（temperature biofeedback）來控制偏頭痛，並證明 80% 的高血壓患者可以透過溫度生物回饋療法來控制血壓。他的研究成果已經持續了二十多年，但很多醫生都嘲笑生物回饋不過是「安慰劑」而已。80% 的成功率不太可能是安慰劑，而且用生物回饋來控制高

血壓真的有效，但由於這種治療方法沒能讓製藥公司賺到錢，因此沒有在醫療專業人士之間廣為宣傳。這就是當今醫學界的兩難困境。

在醫學界，即使是同一個學派，在診斷或治療上也從來沒有達到完全的共識。而對抗療法與整體醫學之間的衝突，還要更大。

例如，一位名叫安德魯・泰勒・史迪爾（Andrew Taylor Still）的醫生在十九世紀末引入了整骨療法，並試圖讓家族所創辦的堪薩斯大學接受。他的觀點是，位置異常（尤其是脊椎部位）會對動脈造成壓力，導致身體機能障礙，而透過推拿就可以矯正這種異常。然而，他所提出的觀點遭到醫學界的強烈反對。整骨醫師也像脊椎指壓治療師一樣，受到常規醫師的輕蔑與排斥，直到一九六〇年代中期，美國醫學協會突然同意接受整骨醫師具有同等訓練的事實，並為整骨醫師提供了一個機會，只要大筆一揮，就能從整骨醫師（DO）變成醫生（MD）*。當時大約有兩千名整骨醫師改換頭銜，不過大多數整骨醫師仍然保留了整骨與科學並重的根底。

順勢療法比整骨療法的爭議性更高。德國醫生山繆・哈尼曼（Samuel Hahnemann, 1755 ～ 1843）在一個他稱為「不確定、爭執與矛盾」的時代引入了順勢療法。哈尼曼對於他那個時代的許多醫療方法感到非常失望，包括水蛭吸血、放血與洗腸。他給健康的人

---

* 編按：DO（Doctor of Osteopathy）與 MO（Doctor of Medicine）是美國兩種不同的醫學學位，在取得學位後都要參加執業執照的考試取得醫師資格。MD 就是我們一般所稱的醫師，而 DO 可以簡譯為整骨醫師，但不只是整骨，而是以整骨理論為主、涵蓋藥物、飲食、運動、休息的全人治療形式。美國前總統川普的醫師就是 DO。

投以各種物質，並一一記錄這些物質所引起的症狀。然後，他將這些物質稀釋數千到數百萬倍後，用來治療那些症狀與大劑量服用該物質後引起的症狀模式相同的患者。哈尼曼稱此為順治法則，直白來說就是「以毒攻毒」。在對抗療法中，藥物是用來控制或抑制疾病的症狀；而在順勢療法中，「導致」症狀的物質會在大量稀釋後給予病患使用，促使人體脫敏或增強人體固有的自癒能力。常規療法支持對抗法則，而順勢療法則提倡順治法則。

　　一個世紀以來，強調藥物與手術的對抗療法一直主導著科學醫療。其他療法不是被拒之門外，就是遭受到攻擊、批評或法律上的打壓。靈魂醫療中最古老的治療形式，包括針灸、營養、神聖治療、草藥、按摩與推拿，一直以來受到了醫學界的漠視。

安慰劑效應

　　合乎邏輯、系統性及數學性的原理，是常規醫學的基礎。要證明療效與安全性，則是透過雙盲的交叉性研究來完成。雙盲意味著，病人和治療師雙方都不知道給病人的東西是真正的藥物或安慰劑。在雙盲實驗中，通常有三分之一到一半的病人接受的是安慰劑（服用糖錠或注射無菌蒸餾水），另一半或三分之二的病人接受的是被認為「有用」的藥物。這種試驗方法，其目的是要證明在相同情況下，某種療法在統計學上更有可能改善特定的症狀或身體毛病。

　　在交叉研究中，經過一週到一個月或甚至更久的初始治療期

後，接受安慰劑的受試者將會得到「真正的」藥物；而那些先前接受藥物的人，則會拿到安慰劑。同樣的，不管是醫師、護理師或病人都不知道誰拿到了安慰劑，誰拿到了「有作用」的藥物。理論上，這種做法會使兩組受試者的差異變得更明顯，也更加能證明該藥物比安慰劑有效。通常安慰劑的平均效果為 35%，而僅僅多幾個百分點，就足以證明該藥物優於安慰劑。即使藥物效果只比安慰劑多出 2%，也就是 37%，一旦能夠在幾千個患者中取得一致的結果，該藥物就被視為具有療效。

雙盲研究既枯燥又難進行，需要檢視許多不同的因素，而不只是單一的症狀，而且研究結果還會受到成千上萬種變量的影響。例如，研究高血壓時，抽菸、咖啡因攝取量、糖攝取量、鈣、鎂、體重、遺傳，以及體能運動都是會明顯影響血壓的變量。事實上，同樣的這些變量，在糖尿病的研究上幾乎同樣重要。當然，還有個體在生物化學上的先天差異，比如有些人容易代謝碳水化合物，有些人的身體則對大多數碳水化合物中的單醣及澱粉感到吃不消。就像童謠說的：「史普拉特先生不能吃肥肉，他太太不能吃瘦肉。」反映出了「因人而異」的民間智慧。在研究血膽固醇與三酸甘油酯時，也必須考量許多不同因素的影響，包括糖的攝取量、咖啡因、尼古丁、酒精、運動、體重及遺傳。

一九七九年，哈佛醫學院教授赫伯・班森（Herbert Benson）透過嚴格的科學研究證明，對心絞痛的治療無論是藥物或外科手術，效果都不及 35% 的安慰劑效應[2]。然而，對自己療法信心十足

的醫生，卻報告他們的成功率是驚人的 90%（只有 10% 的人沒有反應，這已是最好的情況了）。光靠藥物或外科手術，絕對無法安全地達到這樣高的成功率，包括冠狀動脈繞道手術，以及所有用於心絞痛的藥物。醫師的信念，當然還有病人的信念和意念，是決定能否治癒的一個戲劇性因素。

布魯斯・莫斯利（Bruce Moseley）是貝勒醫學院（Baylor College of Medicine）施行關節鏡手術的外科醫師，他讓病人參與一項研究，目的是找出兩種治療骨關節炎手術的相對價值。一種是清創術，也就是刮除受損的軟骨；另一種是灌洗術，用沖洗方式清理患部。這兩種類型的手術，都必須在膝蓋骨上做小切口。這項研究的結果，二○○二年發表於《新英格蘭醫學期刊》。

為了能對照安慰劑效應，還安排了接受假手術的第三組病人。安慰劑手術組的病人會真的被麻醉，也會有切口，不過沒有真正動手術，醫護人員只是在手術室裡走來走去，度過真正做清創術或灌洗術所需要的平均時間，最後再縫合切口[3]。

理論上來說，實際動手術以及接受安慰劑手術的患者，在術後兩年內的一系列後續檢查中，差異應該會很明顯。但檢查結果卻發現這三組病人的膝關節疼痛都減少了，而且減少的程度大同小異，甚至趨近於零。

在電視採訪中，一些接受安慰劑手術的病人發誓手術是真的，因為他們的膝蓋功能有了顯著的改善。其中有些人說疼痛消失了，或者動作範圍大幅增加了。有些人在術前幾乎無法走路，但現在都

可以跑步了。安慰劑手術組的病人，不只是恢復率跟實際接受關節
鏡手術的病人近似，恢復過程中的某些時段，他們回報的結果還更
好。這樣的結果，讓莫斯利醫師、研究人員以及他的醫療團隊都感
到震驚。在美國，平均每年的關節鏡清創或灌洗案例有六十五萬
件，每次的手術成本大約是五千美元[4]，每年的總成本超過三十億
美元。

　　我們認為，這種只比安慰劑高出幾個百分點的證據門檻，不值
得我們以大多數藥物及手術帶來的許多問題和副作用為代價。如果
某種藥物的療效是安慰劑的兩倍，而且只有一些有限並可接受的副
作用，才能視之為一種合理的療法。說真的，藥物被認為有效的門
檻，應該要大幅提高才行。

　　西方醫學強調以 X 光、血液化學分析和心電圖作為診斷工具，
而神經科醫師與神經外科醫師則是仰賴腦電圖。腦電圖的電腦分
析，現在可以測量左右腦半球小於 1% 的差異，並且用彩色圖像記
錄下來。這種「腦圖」（brain map）越來越被醫學界採用，尤其是
在這個專業上那些經驗豐富且善於吸收新知的人。血液檢驗是相對
穩定的工具，也是檢驗療效的另一個好方法。DHEA（脫氫異雄固
酮）是人體中最普遍的荷爾蒙，據科學文獻記載，DHEA 的濃度非
常穩定，在一天中的不同時段或不同季節，其變化不會超過 15%。
因此，25%、50% 或 100% 的 DHEA 濃度變化，在科學上是非常顯
著的證據，只要一檢驗就可看出各種療法對 DHEA 濃度的影響。

　　不管是什麼手術，安慰劑效應都有非常強大的作用。史丹佛大

學教授及整形外科醫師羅倫・艾斯肯納基（Loren Eskenazi）近期在《意識與療癒》（*Consciousness & Healing*）選集中寫道：「就像入教儀式會把新成員帶離俗世，並以煙、水、血或其他方法淨化一樣，我們也要求病人禁食，並在前一晚用抗菌肥皂洗乾淨自己。入教新成員要脫光衣服，換上參加儀式的禮服；我們的病人也需要脫下平日所穿的衣服，穿上令人覺得羞恥的特製手術衣。入教的新成員通常會在廟宇、教堂或舉行儀式的聖地，參加精心安排的遊行；而將要動手術的病人會跟親友親吻道別，然後走過或被推入長廊，進入『手術室』聖地。就像入教的新成員一樣，病人心甘情願地躺在手術床上，就如同躺在促使轉變發生的祭壇上。在大多數文化中，會使用迷幻性的舞蹈、擊鼓或致幻藥物來誘發改變，而動手術的病人則是在麻醉中臣服……經歷象徵性的死亡之後，於甦醒時重生。外科手術是為了治病所制定的現代版血祭儀式，手術後在身上留下的傷疤，似乎在告訴所有認識的人，這個人已經永遠改變了。」[5]

　　安慰劑效應在靈魂醫療中的作用，跟其他任何療法一樣，是一個必須被控制的干擾變數。當神聖治療師有確實記錄在案的治癒案例時，才能證明他或她的治療有效，尤其是在藥物及手術都束手無策的情況下。至於靈魂醫療為什麼可以治療這麼多種不同的病症，英國基爾大學教授海倫・葛萊姆表示：「醫生可以在完全相同的惰性製劑上貼不同標籤，然後給病人使用。根據醫生所貼的標籤，這個藥劑可以是乙型阻斷劑、興奮劑、抗焦慮藥、抗憂鬱藥或抗癌藥。如果醫師給藥時告知這是止痛藥，病人就會自行產生止痛作

用……同一種惰性物質用於治療胃潰瘍，可能會變身為組織胺阻斷劑……用於治療高血壓，同一物質則可能轉化成截然不同的特殊分子——乙型阻斷劑。用這種物質來治療癌症病人，可能會發現病人開始掉頭髮，牙齦也開始流血。這意味著，在以上的每一種情況下，病人無形的信念都轉化成一種具體的分子，那是一種完全不同的生化現實，導致了完全不同的生理結果。所謂的靈丹妙藥，就是這樣產生效果的。」[6]

研究靈魂醫療的療效，最令人期待的潛在工具之一就是 DNA 晶片（DNA microarray，或稱基因微陣列）。DNA 晶片可能是矽片、玻璃片或塑膠片，上面附著長短不一的特定 DNA 片段。稱為報導基因（reporter gene）[*]的數千個不同的 DNA 片段，可以連接到單一個晶片上。這種晶片可以用於研究基因表達的變化，例如同一種疾病的不同階段。DNA 晶片的潛力無窮，或許能夠用於分析接受靈魂醫療前後基因表達的變化。

這些科學工具現在可以用來研究靈魂醫療的效果，在接下來的十年裡，除了已經在進行的研究之外（其中有些本書已提及），我們預期還會看到更多的研究使用常規的科學術語來說明靈魂醫療的效果。在過去的半個世紀，這些測量方法主要是被用來證明藥物或外科手術的有效性；而現在，同樣的測量方法也可以用於證明靈魂

---

[*] 編按：報導基因通常是實驗室中一種可以被偵測或被定量的蛋白質或酵素基因，更容易檢測且可一再使用。

醫療及其他非侵入性療法的效果。

藥物的危險性

　　藥物會產生各種大大小小的副作用，甚至引起嚴重的併發症。《美國藥典》所收錄的藥物，都可看到長長的併發症、不良反應及用藥警告，連最強壯的心臟可能都承受不了。這些副作用可能只是小問題，但也有可能是大病。藥物可能會造成幸福感下降，也可能導致嚴重的生理不適——暈眩、躁動、失眠、嗜睡、便祕和腹瀉是最常見的症狀。這些症狀可能同時發生，而且找不出明確的「原因」，也沒有主要的病症。除了真正的藥物，可能連服用安慰劑都會出現同樣的副作用。

　　對大多數的藥物來說，出現以上這些症狀會比使用安慰劑更常見一些。另一方面，改變情緒狀態的大多數藥物（例如抗憂鬱藥和鎮定劑），以及大多數的心血管用藥（用於高血壓或其他心臟病的藥物），出現這些常見副作用的機率更高，而且症狀會更嚴重。暈眩、躁動和失眠等症狀之所以這麼常見，是因為這些症狀都與壓力有關。精神與情緒上的焦慮，很容易產生這些特定的症狀。由於情緒用藥和心血管用藥都會改變壓力反應，因此更可能大幅增加自然生成的背景壓力。一般來說，這些相對常見的副作用大都不嚴重，也不會危及生命。

　　不過，既然有更安全且破壞性更小的替代療法，為什麼要把藥

物當成治療上的首選呢？哪一種是更明智且更合乎道德的治療方式：是有 35% 療效、無副作用的安慰劑，還是有 39% 療效、會劇烈改變病人幸福感的強效藥物呢？由於安慰劑與很多藥物一樣有效，而且替代醫療的效果通常更好，因此一個負責的社會應該有必要重新思考對於藥物的依賴性。

對抗醫療的最佳角色

醫生的診斷能力是對抗醫療最出色的成就之一。充血性心臟衰竭、糖尿病、高血壓及各種癌症，在當今的醫療院所都可以被診斷出來。雖然過去兩個世紀，外科手術的技術獲得了長足的進展，但如果沒有正確的診斷，手術將無用武之地。如今，我們有了真正神奇的診斷工具可以使用，例如 MRI（核磁共振造影）所得到的清晰影像一點都不輸給侵入性的檢驗方式，可用以對大腦、脊髓及其他器官進行仔細評估。對抗療法的診斷能力，確實是一流的。

一旦確診後，接著就是決定治療方式。如果使用的是最先進的藥物及最尖端的外科手術，現代醫學的治療效果真的就優於整體醫學嗎？

一般來說，對抗醫學特別擅長處理急症，但對於慢性病的治療就沒有那麼有用了。急症包括重傷、嚴重感染、骨折和休克，慢性病則包括癌症、類風濕性關節炎、紅斑性狼瘡、骨關節炎、多發性硬化症、糖尿病、肺氣腫、氣喘、充血性心臟衰竭、慢性疼痛、偏

頭痛及中風。對抗醫學在治療慢性肝炎、視網膜色素病變、黃斑部病變、過敏、慢性疲勞症候群及憂鬱症，效果很有限。新證據也顯示，有些先前被貼上「精神病」標籤的疾病，實際上可能是自體免疫疾病。研究人員最近發現，飲食失調問題可能跟免疫系統疾病有關：厭食症及暴食症出現了與自體免疫疾病相關的荷爾蒙特性[7]。此外，可以全面改善病人能量系統的替代醫療，也可能有助於改善退化性疾病。退化性疾病可能是因為能量阻塞，而與整個生命網絡的精微能量系統失去聯繫的結果。這些狀況只能透過能量醫學來改善。重申在第一章中詹姆斯・歐什曼所說的話：「是量子相干性的作用，把各部分組織成有生命的結構。」當這種量子相干性因為能量模式被破壞而喪失時，就可能會導致疾病。除非讓潛在的能量模式重拾平衡，否則有些症狀可能永遠不會消失。

　　雖然透過藥物來控制症狀，通常可以改善患者的生活品質，但這也是常規醫療對大多數慢性病所能提供的唯一治療，而且無法完全治癒。即使是採用對抗醫療中最先進的抗癌療法，仍有半數的患者在五年內因為各種類型的癌症而死亡。化療會破壞或從根本上降低患者的生活品質，最近斯隆－凱特琳癌症中心（Sloan-Kettering Cancer Center）的醫師們對全美各地二十五年來乳癌紀錄所做的分析顯示，儘管付出那麼多的代價、忍受痛苦與煎熬，但在乳癌治療上最明顯的改善，也不過是更仔細的早期檢驗而已[8]。如果手術或抗生素無法治好病，換上安全的替代療法或提高病人的生活品質，會是更好的選擇。

壓力與健康的關係

　　漢斯·塞利（Hans Selye, 1907 ～ 1982）是一名傑出的醫師，他提出了壓力的概念，並在一九三〇年代就發現健康與壓力的相關性。有數以千計的科學論文，記錄在輕度及重度疾病中所承受的各種壓力。基本上，這些論文顯示，當壓力（包括物理性的、化學性的、情緒的或電磁的）程度足以引起血中腎上腺素濃度翻倍時，血糖就會跟著上升，胰島素分泌增加，從而產生壓力反應。塞利稱這種現象為「警覺反應」（alarm reaction）。

　　如果一個人反覆暴露於同一個壓力源下，短時間壓力反應會偃旗休兵，這就是進入了「適應階段」。然而，塞利強調，當一個人適應了某種壓力之後，對於新壓力的認定門檻就會降低。

　　即使是低於閾值的壓力，也會慢慢累積。以抽菸為例，一根香菸會把腎上腺素的分泌量提高到正常值的兩倍左右，但三分之一根香菸幾乎沒有什麼影響。要一杯咖啡的量才會產生警覺反應，但三分之一杯咖啡、三分之一根香菸及兩茶匙的糖加在一起，也會產生警覺反應。到了最後，這個人就會被警覺反應弄得「精疲力盡」。根據塞利的說法，這就來到了適應不良的階段，也是所有重大疾病的共同特徵。最終，一旦身體完全無法應付時，就會進入一種終極狀態，塞利稱之為「衰竭期」。儘管壓力普遍存在於所有疾病中，但減壓卻很少成為對抗療法的一部分。

信念與意念的效果

一九○○年代初，法國藥劑師艾彌爾‧庫埃（Émile Coué）因為治好了成千上萬名患者，而被傳頌一時。他只是使用一種簡單的暗示方法，就達到了這樣的成果：「每一天，我在各方面都會變得更好。」雖然庫埃的方法通常會被嘲諷，但安慰劑的力量可能比任何藥物或手術都要強大，因為這代表了一個人的信念。在美國醫學會的嘲笑下，庫埃是笑到最後的那個人。

在過去的二十年裡，心理神經免疫學已經成為一門重要的新學科。現在，我們已經知道，心態和信念對於免疫系統的影響，幾乎比其他所有正常因素加總起來還要強大。雖然病人的信念是治癒的關鍵因素，但神聖治療也可以在病人不知情或未參與的情況下進行。隔空治療與神聖恩典一樣神奇，透過代禱或神聖治療者所進行的治療，病人會在不知情下痊癒。一項針對加護病房心臟病人的研究，成了隔空治療最具說服力的證據。在一項雙盲研究中，在病人不知情的情況下，半數病人接受針對性強的隔空禱告，而另外一半的病人則沒有。接受隔空禱告的病人，出現了有統計意義的較高存活率，住院時間也更短。而那些沒有接受集體禱告的對照組病人，情況就沒有那麼好了[9]。如果我們能夠得知那些未接受集體禱告的病人中是否也有親友代禱，結果可能會更驚人。換句話說，對照組中如果有我們未知的禱告行為，對他們的病情應該會更有幫助。

愛德加‧凱西是最常被提到的直覺診斷專家之一，他常說身體

疾病是不滿的心態所導致的。「沒有人可以恨他的鄰居而不罹患胃病或肝病；也沒有人經常嫉妒和憤怒，卻沒有消化不良的問題或心臟病。」（解讀 4021-1）在他近一萬五千份的直覺性解讀中，還有另一份解讀是這樣說的：「仇恨、惡意和嫉妒只會在人們的身心靈中製造毒素。」（解讀 3312-1）他反覆地指出，靈性的果實——愛、仁慈與耐心，對健康非常重要。

　　信念影響治療的案例多不勝數，實在很難從中挑選。《巴爾的摩太陽報》（*Baltimore Sun*）檢視信念對臨床效果的一些研究[10]，並節錄了一些例子：

- 為了試新藥而停用降血壓藥三週的病人，在完全未服藥的期間，血壓降至正常值。

- 在加州，有數千名自以為生肖運勢不佳的華裔老人在罹癌後，比被認為生肖運勢較佳且罹患相同癌症的華裔老人更早過世。對於患有相同疾病的白人所進行的研究則顯示，癌症死亡率與生肖沒有類似的相關性。

- 馬里蘭大學的一項研究顯示，在拔智齒的人中，有 30% 到 40% 的人只是注射生理食鹽水就有止痛效果。而在加州一項為期二十年的研究中，象徵性的注射可以刺激病人分泌天然鎮痛劑腦內啡。

- 一九五八年的一項經典研究中，為患者進行一場治療心絞痛（因血液供應受限而引起的疼痛）的假手術。他們做了局部

麻醉，還被輕輕劃了一刀，但治療效果卻比實際接受手術的病人還要好。

康乃狄克大學心理學家艾文·克里斯托（Irving Kristol）博士在所發表的系列文章中，將病人的信念做了戲劇化描述。一九九九年他的一項研究，在精神病學界引起了軒然大波。他檢視了十九項研究後發現，任何一種抗憂鬱藥物（沒錯，是任何一種）至少有75% 的效果要歸功於安慰劑效應[11]。病人信念的影響力，就占了療效的四分之三，而且實際占比可能更高。因為抗憂鬱藥物會改變你的感受，但糖錠不會。也因此，剩下的 25% 可能是藥物引起的生理感受，也可能是因為安慰劑效應，或者如美國心理學協會在評論克里斯托研究的摘要所指出的：「這些數據提出了一個可能性，那就是表面上看起來是藥物的效果（25% 的藥物反應），但實際上可能還是安慰劑效應。」[12] 雖然正式的資料顯示這些都是雙盲研究，也就是理論上患者並不知道他們使用的不是有用的藥物，但認真說起來，這些研究都不能算「雙盲」，因為藥物引發的副作用就足以讓受試者知道，他們是實驗組或是安慰劑對照組。

克里斯托並不滿足於他先前所造成的輿論反應。最近，他又發表了一份針對四十七項研究的整合分析報告，以檢視美國食品藥物管理局（FDA）數據庫中六種最常使用的抗憂鬱藥，其中也包括所謂的「抽屜」研究（因為研究的藥物無法產生顯著效果，而被贊助藥商喊停的「失敗」研究）。這些研究很值得收錄進來。一種新藥

要獲得批准上市，FDA 要求至少要在兩項臨床試驗中證明該藥比安慰劑有效。這項要求，有時會造成在獲得兩項正面結果前，必須進行大量的臨床試驗。有記者觀察到：「在十項臨床試驗中，就有六項無法分辨百憂解（Prozac）與安慰劑的效果。」[13]

克里斯托發現，有 80% 的藥物療效是安慰劑效應，範圍從克憂果（Paxil）的 69% 到百憂解的 89%。在克里斯托研究過的四項試驗中，安慰劑的表現都比藥物更好。安慰劑與藥物之間的平均差異，在漢氏憂鬱量表（Hamilton Depression Scale）中被評為「臨床意義不顯著」[14]。克里斯托和同事後來的分析，也證實了此一結果。英國《皇家醫學會期刊》（*The Journal of the Royal Society of Medicine*）認為，雖然憂鬱症不是流行病，但「抗憂鬱藥處方的氾濫，卻是鐵一般的事實」[15]。

凱西‧麥克瑞爾頓（Kathy McReardon）是抗憂鬱藥物研究的受試者之一。她患有多年的嚴重憂鬱症，曾經多次試圖自殺。憂鬱症使她的婚姻破裂，也嚴重影響到她教養兒子的能力。在接受安慰劑治療後，她的憂鬱症不見了。她知道自己參與了一項研究，但直到試驗結束後，研究人員才告訴她使用的是安慰劑。她堅持自己服用的是試驗新藥，而不是安慰劑，還回去找她的精神科醫師說一定是研究人員搞錯了。她一直都相信，自己拿到的是試驗用的新型抗憂鬱藥。

醫師幫她做了確認，證實是凱西錯了：她服用的只是糖錠。儘管如此，她確實治好了憂鬱症。兩年後的追蹤顯示，雖然她發現自

己服用的是安慰劑，但憂鬱症並沒有再復發。在參與實驗研究之前她所拍攝的家庭錄影帶，跟研究後她一家和樂融融的畫面相比，幾乎前後判若兩人。

　　我們可以安全地假設，不管是禱告者或正在吃百憂解的人，安慰劑效應一樣強大。在靈魂醫療的案例中，病人的信念並不亞於常規醫療的效果。儘管比起常規醫療，對於靈魂醫療的研究確實相當少，但在目前可取得的研究中，通常都顯示出相當明顯的效果，而且比起藥物或外科手術研究得出的典型效果，靈魂醫療的療效至少高 10% 到 20%。靈魂醫療的研究，持續揭露出研究人員所謂的「重大影響」或「重大數據」，例如前面各章提過的，代禱可以大幅縮短病人的康復時間。如果有一天，在做藥物試驗研究時，能夠常態性地同時納入禱告、觸療、引導式意念、針灸及其他靈魂醫療的治療形式加以比較，將會是很有意思的事。

第 12 章
修練靈魂，改造你的大腦

　　多年來，安慰劑效應被認為只是一種單純的心理機制。然而，新的大腦研究顯示，情況恰恰相反。事實上，病人的信念會刺激大腦，製造出各種生化物質。在《新科學家》（*New Scientist*）所發表的一項研究報告中，十四名健康的年輕男性被告知，他們將要服用的藥物「可能會減輕疼痛，也可能不會」。接著，研究人員就在他們的下顎打了一針會產生痛感的藥物，並測量身體釋出天然鎮痛藥──腦內啡的情況。大腦掃描顯示，在受試者服用安慰劑後，大腦釋放出更多的腦內啡。這意味著，發生了可測量的生理變化，而不僅僅是心理效應而已 [1]。

　　在另一項研究中，則是證實身體的物質實相會回應某種信念。研究中，提供給一百四十八名英國大學生假酒，由於他們人就在酒吧裡，因此相信自己喝的酒跟身邊其他人一樣，都是真正的酒。結果測試時，他們的表現就跟真正喝醉的學生一模一樣，出現了同樣模式的行為障礙。研究人員表示：「研究完成後，當學生被告知實驗真相時，很多人都感到不可思議。雖然他們喝的只是普通的通寧水，卻都堅稱他們當時的感覺是真的喝醉了。」研究人員得出結

論：「這表明即使只是認為自己喝了酒，也會影響你的行為。」[2]

誰在當家作主？心與腦的關係

幾年前，諾曼・席利無意中聽到自己六歲的兒子跟另一個六歲的孩子對話。到他們家玩的孩子說：「我爸爸是心臟病專家。他是最重要的醫生，因為心臟是最重要的器官。」

諾曼的兒子布羅克回答：「我爸爸是神經外科醫生，大腦更重要，因為大腦控制了心臟。」

孩子之間的拌嘴，不是什麼新鮮事。關於心智到底是在哪裡，以及人究竟是由心或腦主導，這一類的爭論已經持續了至少兩千年。事實上，縱觀整個人類的哲學史，關於心智的辯論一直都是個重要議題，從來沒有停止過，只是程度多寡而已。班傑明・拉許（Benjamin Rush, 1746 ～ 1813）是一名愛國的美國醫師，也是美國《獨立宣言》的簽署者。一七八六年，他在美國哲學協會演講時，將道德能力廣泛地描述為「人類心智區分及追逐善惡的力量」。拉許將道德行為與道德良知做出了明顯的區分，他試圖證明人腦的大小、遺傳、疾病、發燒、氣候、飲食和藥物等等因素，都可能會影響心智的道德能力。

約瑟夫・布坎南（Joseph Buchanan, 1785 ～ 1829）集醫師、教育家、發明家、律師及記者於一身，他於一八一二年出版的《人性哲學》（*The Philosophy of Human Nature*），可能是在威廉・詹姆斯

之前對美國心理學最具原創性的貢獻。布坎南可能是第一位闡明練習律（Law of Exercise）＊的人，他指出，每個行為都會因為對頻繁的刺激做出反應而變得更常見，這種重複性會增加大腦的「興奮」程度。一八三二年，美國精神科醫師阿馬利亞・布里格姆（Amariah Brigham, 1798 ～ 1849）出版了《修心養性對健康的影響》（*Remarks on the Influence of Mental Cultivation upon Health*）一書，當時人們非常擔心，複雜的「現代」生活會讓更多人精神錯亂！

　　整個十九世紀，人們普遍認為神經衰弱是一種疾病，現代護理的創始人南丁格爾（Florence Nightingale）就遭受過這種折磨。這種精神疾病，包括失眠、過敏反應、疼痛、易怒及憂鬱等數十種生理與心理症狀。神經衰弱通常被認為是一種「功能性」障礙，而不是心理疾病。到了二十世紀末，保健專家開始針對一種很類似的疾病進行大量討論，這種疾病通常被稱為「慢性疲勞症候群」（簡稱CFS）。CFS 的患者通常會出現許多神經性、化學性及生化性的異常。CFS 通常是由重大壓力所引起，壓力來源可能是身體或情緒上的，也可能是感染性的。

　　身心之間的二分法，大部分是來自法國哲學家笛卡兒的理論。一六三三年，笛卡兒寫了《人論》（*De homine*）一書，由於這本書的政治意涵，因此一直到他過世後才出版。笛卡兒認為外界的刺激會影響周圍神經，從而可能導致神經系統內的反射性變化。根據

＊ 編按：練習律是指練習次數越多、練習時間越久，刺激與反應之間的連結會越強。

笛卡兒的說法，理性的靈魂是一種有別於身體的存在，並透過松果體與身體接觸。靈魂可能會意識到大腦的內部活動，但也可能不會；當有意識的感覺產生覺知時，身體就會影響心智，然後就有可能執行自發性的行為。笛卡兒把心智當成一種純粹的思維；而幾乎將身心一分為二、壁壘分明的概念，一般認為是來自笛卡兒的主張。直到今天，在醫學界與科學界還是奉為圭臬。

身體的發育是從兩個細胞的相遇開始，然後啟動分裂，因此顯而易見的，從腦到心臟的所有身體部位，源頭都是這兩個初始細胞。胎兒最早分化的主要部位是大腦及脊髓，大腦及神經系統的分化繁殖，要比身體的其他部位快得多，在原始的神經系統形成之後，才會隨著胎兒的發育，逐漸在體內分化出其他器官。

當中腦的一小塊區域被活化後，意識就會被喚醒。大腦皮質就像一台巨型電腦一樣，整合了大腦的許多功能，並允許身體、心靈及情緒之間相互作用。我們知道，如果在六歲以前切除孩子的右腦半球，只會導致不太嚴重的身體左側協調問題。如果移除整個左腦皮質，也會發生同樣的情況，不過還可能喪失語言能力好幾個月。隨著時間推移，語言能力通常可以完全恢復，但右側的協調性仍會持續出現一些小問題。

大腦皮質分為四個主要部分：額葉、顳葉、頂葉及枕葉。額葉主要與性格有關，顳葉主管記憶，而音樂則與右顳葉有關。頂葉與運動功能及感覺有關，幾乎 99% 的人，其語言區都位於頂葉與顳葉交界處的一個小小的腦區，稱為「布洛卡區」（Broca's area）；

在一小部分的左撇子中，語言區位於右側的同一區域。枕葉則與視覺整合有關。小腦位於主要皮質的後面，支配著身體活動的協調性。

在大腦深處，還有其他許多跟情緒有關的細胞群與腦區。下視丘是中央控制區，幾乎所有身體機能都跟它有關。再往下走到大腦底層，會看到中樞神經系統，把大腦、脊髓及身體全都連結起來。我們一共有十二條腦神經，從嗅覺到聽覺、味覺到咀嚼，控制著各種功能，甚至包括肩頸的動作。脊髓有感覺神經及運動神經，而內建的反射功能，則可以在受到疼痛刺激時迅速遠離。此外，從第二節胸椎到腰椎之間，還有另一個神經系統——自律神經系統。自律神經系統包括負責戰或逃反應的交感神經系統，以及負責休息、消化、進食及繁殖等活動的副交感神經系統。自律神經系統與下視丘的控制，更是密切相關。

懷爾德・潘菲爾德（Wilder Penfield）是加拿大蒙特婁麥基爾大學（McGill University）的神經外科醫師，是最早證明刺激不同腦區可以產生特異性反應的研究人員之一。當刺激發生在顳葉時，可以喚起一些被遺忘已久的記憶[3]。

過去五十年間，隨著電腦的不斷演進與普及，大腦獲得了另一個稱呼——終極電腦。一九八九年，英國傑出物理學家及數學家羅傑・彭羅斯（Roger Penrose）出版了《皇帝新腦》（*The Emperor's New Mind*）一書，彭羅斯在書中指出，人類思維在許多方面是機器永遠無法模仿的。他認為，量子力學還不完整，尚存在著比量子力學更深層的定律；而這些定律，對心智的運作不可或缺。他明確表

示，人類的心智不僅僅是一堆電線與開關。彭羅斯告訴我們，計算無法喚起快樂或痛苦，無法感知詩歌或美麗，無法做到希望、愛或絕望，也無法發展出真正自主的目的。他認為，意識太過複雜，複雜到連最精巧的心智電腦也計算不出來[4]。

身心是完全互相依存的關係

關於這個問題的最佳論述，或許是安東尼歐·達馬吉歐（Antonio Damasio）博士所著的《笛卡兒的謬誤：情感、理性與人腦》（*Descartes' Error: Emotion, Reason and the Human Brain*）[5]。達馬吉歐認為，不僅是哲學家錯誤地把大腦與身體區分開來，心理學家也錯誤地把理性與情感一分為二。身為美國愛荷華大學神經病學系主任的達馬吉歐指出，身心之間存在著完全互相依存的關係。換句話說，我們對世界的實際體驗，對建立自我意識非常重要，也明顯地影響我們的行為。達馬吉歐的著作，是從回顧十九世紀鐵路工人菲尼斯·蓋吉（Phineas Gage）的研究開始。蓋吉因意外失去左眼，也導致兩邊額葉部分受損嚴重。他所受的傷，讓他性情大變，無法對現在和未來的事做出理性判斷。達馬吉歐夫婦研究許多額葉受損的人，這些人的智商、記憶力和語言能力都跟受傷前一樣，但卻失去了感受能力，個性與情緒都大異於前。達馬吉歐將額葉、中央運動區及情緒邊緣系統這些解剖結構連結起來，它們會在體表及體內器官之間來回傳遞訊息。

　　中腦有個小開關，顯然可以啟動或關閉來喚醒意識。二戰結束後，英國首相邱吉爾曾經發生兩次腦部基底動脈小分支的中風，昏迷了一段時間。在這兩次中風發生後，他的神經功能和意識幾乎完全恢復了，事實上，他在康復後，繼續擔任首相的職位。

　　過去二十年間，心理神經免疫學這門新科學讓我們對身心的交互作用有了深刻的認識。事實證明，我們的每個想法都會引發神經化學作用。大腦中所產生的每一種已知的神經化學物質，也會在白血球、腸道及身體其他部位發現。心能商數學會研究人員所做的研究，也從本質上證明了心臟擁有自己的「心智」。身體是有記憶的，心臟移植患者的性格和情緒往往會產生變化。我們的身體似乎是用全息或全像的方式來儲存訊息。

　　我們對世界的看法，很大程度受到了信念的影響。近代研究中有一個令人驚訝的發現：在處理感覺訊息的大腦部位，回傳訊息的神經束比傳送訊息的神經束，數量上多了九倍。這意味著，一旦大腦相信了某件事，它「由上而下」傳遞的指令，會否決掉由 10% 的神經束「由下而上」傳遞過來的感官訊息。

　　大腦會根據我們對訊息的感知方式，大幅改變其狀態。針對處於催眠狀態下的受試者進行大腦成像掃描的研究顯示，他們的大腦可以被誘導「看見」實際上不存在的顏色；看到普通的英文單字，會覺得這些單字毫無意義[6]。奧勒岡大學神經科學系榮譽退休教授麥克・波斯納（Michael Posner）博士在談到這些新數據時說：「感知可以藉由期望來操縱，這個概念是認知研究的基礎。不過，我們

現在確實了解這些機制了。」[7] 二〇〇五年六月發表於《美國國家科學院院刊》（*Proceedings of the National Academy of Sciences*），同時也被《紐約時報》摘要報導的一份研究報告中，神經學家阿米爾・瑞茲（Amir Raz）表示，大腦的感知「凌駕於負責解讀與偵查矛盾的大腦迴路之上」。還有一些其他的大腦成像研究，也顯示出了這種由上而下的大腦機制……哈佛大學的神經科學家史蒂芬・科斯林（Stephen M. Kosslyn）博士說，由上而下的過程會覆蓋由下而上傳送的感官訊息。人們一般認為，是來自外在世界的視覺、聽覺及觸覺建構了現實，但科斯林認為，是大腦根據過去的經驗來建構它所感知到的一切。十八世紀的美國幽默大師馬克・吐溫（Mark Twain）寫道：「一旦你的想像失焦，你的眼睛也靠不住。」[8]

耶魯大學神經科學家羅安娜（Anna Roe，音譯）與同事在一組精心設計的實驗中，展示大腦如何處理從感官接收到的訊息。他們發現，感知在大腦功能裡扮演了關鍵的角色。羅安娜說：「這篇論文令人驚訝的地方在於，我們發現大腦皮質反映的是我們的感知，而不是我們的物質身體。」她補充道：「大腦反映的是我們的感受，即使那不是真實發生的事。」《科學》期刊上一篇總結羅安娜研究的文章，引用了麻省理工學院大腦與認知科學系主任莫根卡・蘇爾（Mriganka Sur）的話：「這是一個有趣的研究，巧妙地運用了觸覺錯覺來證明大腦中的世界以及影響我們的感官刺激，都是由大腦迴路塑造出來的。簡而言之，我們的感知與大腦的連接方式有很大的關係。」羅安娜的總結如下：

我們自以為知道物質世界的所有一切，但那全是由大腦所詮釋出來的。某種程度來說，我們感知到的一切其實是幻覺。[9]

我們的信念和期望決定了我們對外在世界的體驗，神經所處理的訊息中，由上往下送的訊息十倍於由下往上送的感官輸入，因此合理的做法，是讓我們的信念、期望與靈魂的意念一致。然後，中樞神經系統就會提供一個渠道，好讓靈魂的使命及它對環境的感知能夠表達出來，這也包括將健康藍圖傳達給身體的每個細胞。

我們相信，靈魂會透過身體及最精巧複雜的大腦來表達、學習和進化。大腦是心靈、情緒和感知進行協調的場所，是意識停泊的港灣，也是意念形成之處。身體、心靈與情緒都是生命具體表達的一部分，而靈魂是最終的協調者。在擔任靈魂的渠道時，它們會在完美的和諧中運作。然而，一旦與靈魂分離，即使是最聰明的大腦，也將跟不上宇宙的節奏。靈魂醫療，就是讓大腦與靈魂意識的能量能夠同步的方法。

第 4 部

能量、電、磁場
與醫療

Energy, Electricity and Therapy

電療有近兩千年的歷史，顛峰時期甚至聲稱能治療幾乎所有症狀；而電磁能的應用則可誘發或控制生物變化。不管是電療或磁療，都能透過調整人體的電磁場來改變能量狀態。但電磁場也可能成為壓力源，提高皮質醇的濃度。

第**13**章

生物電的身心自療法

　　電磁療法和神聖治療有可能對身體造成相同的影響嗎？研究人員詹姆斯・歐什曼假設：「任何可以利用電子設備來做的治療，也可以由人類來完成。」[1]在科羅拉多大學健康科學研究中心，約翰・齊默曼（John Zimmerman）博士的研究表明：「從治療師手上投射出來的訊號，在強度及頻率上，都可以一一對應到專門用來刺激人體組織修復的各種臨床設備所製造出來的訊號。」[2]電磁療法與靈療之間，有一些驚人的相似之處。針對電磁的一些研究，一直都與健康方面的應用密切相關。那麼，這些研究又是如何發展起來的呢？

　　一六〇〇年，英國醫生威廉・吉爾伯特（William Gilbert）在其著作《論磁石》（De Magnete）中，首次提出電與磁的概念。他是第一個用拉丁語「電」來描述某些物質相互摩擦時所施加的力量，並確定電與磁之間的不同，同時還介紹了磁場的概念。然而，整個十七世紀，像笛卡兒與威廉・哈維（William Harvey）這一類堅持**人體機械論**的科學家卻認為「生命力」或「生命精氣」（vital spirit）才是生死攸關的。

　　一六六〇年，德國物理學家奧托‧蓋居里克（Otto Von Guer-icke）創造了第一個發電機。牛頓提出的理論認為笛卡兒的生命原理（即生命力）是一種「無所不在的以太」，不僅充滿了整個宇宙，也流經人體的神經，以產生我們稱之為生命的所有功能。

從生命力、生物電到電療

　　十八世紀初，英國物理學家史蒂芬‧葛雷（Stephen Gray）發現有些材料是電導體（就如我們現在所知的，銅就是一種絕佳的電導體，而木頭或玻璃則是會屏蔽或阻止導電的絕緣體）。不久後，英國生理學家史蒂芬‧赫爾（Stephen Hales）提出了一個理論，認為神經可能通過傳導電力來發揮作用。直到一七八六年，義大利生理學家路易吉‧賈法尼（Luigi Galvani）與同事發現，體外的靜電可以透過體內的神經來傳播，從而使肌肉收縮，人體內的電傳輸才有了定論。因此，賈法尼認為，長期以來理論上所指的「生命力」其實就是一種「動物電」。

　　到了十八世紀中葉，已經可以用人為方式來製造、儲存及傳輸電力。很快的，這個新發現就成了治療多種疾病的方法，而關於這個主題的第一本書出版於一七五二年，也就是約翰‧薛佛（Johann Schaeffer）所著的《電療》（*Electrical Medicine*）。物理學家喬瓦尼‧阿爾帝尼（Giovanni Aldini）是賈法尼的外甥，他在報告上寫著，經顱電刺激可以用來改善或甚至完全治好精神分裂症。

　　一八二〇年，丹麥物理學家漢斯‧厄斯特（Hans Christian Ørsted）公開演示電流會讓羅盤指針偏轉，因而發現了電流的磁效應。一八三〇年代，義大利神經生理學家卡羅‧馬泰烏奇（Carlo Matteucci）首次證明了受傷的組織會產生電流。

　　德國生理學家伯伊斯－雷蒙（Emil Du Bois-Reymond）延續了馬泰烏奇的研究，證明動物電其實是神經脈衝，這是神經系統中傳遞訊息的基本機制；他的同事甚至還測量到神經脈衝的速度是每秒三十公尺。伯伊斯－雷蒙打造了一個精巧的裝置來展示神經的電刺激：他準備了一個魚缸，裡頭裝著一種偶爾會放電的特殊魚類，然後連接到青蛙的腿神經上。

　　當魚發出電脈衝時，青蛙的腿部肌肉就會收縮。收縮動作會拉動一根槓桿，從而敲響了鈴鐺。伯伊斯－雷蒙是第一個在單一設備中把生理機制與機械系統結合在一起的人，也可以說他在無意間發明了生物科技這種先進的科學技術。

　　一八六八年，德國生理學家朱里亞斯‧伯恩斯坦（Julius Bernstein）提出了生物電的概念，而這種生物電是由細胞膜內外的離子轉移所產生的。如今，我們已經知道細胞內鉀離子與鎂離子的濃度高於細胞外，而細胞外的鈉離子和鈣離子的濃度則高於細胞間的生物電。

　　所有這些離子都帶正電荷，它們攜帶著正電荷穿過細胞膜的運動，產生了電能。伯恩斯坦認為，這種脈衝不是電流，而是離子性質的擾動，而這種擾動會沿著神經纖維擴散開來。由於伯伊斯－雷

蒙及後來的科學家所測得的神經脈衝速度太慢，無法被視為與流經傳統電導體（例如銅線）的電流一樣。伯伊斯－雷蒙的裝置及隨後進行的實驗，反駁了他們的老師德國生理學家約翰尼斯・穆勒（Johannes Müller）的觀點，穆勒認為「神經脈衝是無法用實驗測得的生命機能之一」[3]。

由於伯恩斯坦的發現，科學機械論者很快就拋棄了電學理論，轉而支持根植於傳統化學與物理學的離子解釋。畢竟，化學變化比電能更容易測量，但是他們卻忽略了化學反應會產生電的事實！一百五十年後的科學家，仍然無法解釋來回泵送離子的能量究竟從何而來。其中一群科學家在一八四五年一月成立了德國物理學會，並與所謂的「生命力」徹底劃清界線。他們「彼此發誓要證明一個基本的事實：在有機體中，除了常見的物理化學作用之外，沒有受到其他任何力量的影響……」他們的研究相當有影響力，以至於把「生理學簡化為應用物理與化學，而且此一趨勢一直主導著生理學與醫學領域」[4]。

執業醫師就更加務實了，十九世紀有成千上萬的醫生選擇用電療來醫治各種病症；不過，這種情況在一九一〇年《弗萊克斯納報告》（*Flexner Report*）發表後卻戛然而止。美國醫學協會請來教育學家伯拉罕・弗萊克斯納（Abraham Flexner）評估美國醫學，並幫助他們鞏固對抗療法的壟斷地位。此後，科學與醫學界開始摒棄電療，轉而支持物理與化學療法。

影響全世界醫學走向的一份報告

　　儘管在這個醫療體系中，毫無疑問地存在著非科學的濫用問題，但弗萊克斯納是機械主義至上者，他建議將所有自然主義的健康概念全都排除在外。他激進地把矛頭指向整骨療法、針灸及順勢療法，以消除所有「不科學」的治療方法。他譴責電磁學是「非正規的科學」；而繼承弗萊克斯納思想的批評者，所使用的嘲諷性字眼則是「偽科學」。遺憾的是，弗萊克斯納的報告並沒有做到去蕪存菁，而是把「嬰兒連同洗澡水一起倒掉了」[*]，但一百多年來卻一直被奉為圭臬。

　　美國一半以上的醫學院與醫院，都沒逃過《弗萊克斯納報告》的襲擊。順勢療法與針灸被邊緣化，而整骨療法則在審查制度下幾乎毫無立足之地，一直到一九六〇年代中期情況才得以改善。美國醫學協會為了打壓整骨療法，不惜進行激烈的法律攻防戰。

　　在一九一〇年的《弗萊克斯納報告》發表以後，隨著電氣化與電子科技的進步，日常生活獲得了大幅的改善。很少人會拒絕接受電氣照明、電子炊具、收音機、電視、電腦、手機，以及其他的電子產品。然而，我們對電子產品的熱情，並沒有反映到類似的研究成果上。電療的好處在很大程度上沒有被研究，而人為產生的電磁

---

* 編按：原文「to throw the baby out with the bath water」直譯是把嬰兒和洗澡水一起倒掉，引申的意思是捨棄不好的東西時，也把寶貴的東西一起扔掉了。

波對環境所造成的負面影響也沒有被充分了解。

　　《弗萊克斯納報告》在醫學與科學領域所創造出來的黑洞，導致人們忽視了愛迪生在實驗室的重大發現。他的實驗顯示，當受試者進入一個交替開關的磁場中時，會產生閃爍光的主觀感受。也就是說，交替開關的磁場顯然會活化視覺系統，從而產生閃爍感。某種程度上，這是磁場在人腦或眼睛中製造出來的電流。

　　當化學被公認為細胞運作的方式後，生物化學與化學藥物就成為現代醫學的主要基礎，也造成很多重要的電磁實驗都被忽略了。這些里程碑包括：

- 一九〇二年，一位名為勒杜克（Leduc）的法國醫生提到，他使用 110 赫茲、35 伏特的交流電對動物進行麻醉。
- 一九二四年，荷蘭生理學家艾托芬（Willem Einthoven）因為發現心臟的電磁場，獲得了諾貝爾醫學獎。當時，這需要使用最靈敏的電流計，後來經過改善的儀器還能偵測到更微弱的電磁場。
- 一九二九年，德國醫師漢斯・伯格（Hans Berger）發現了腦電波圖（EEG），還提出一個「生物電場」的假設。同年還發現了心電圖（EKG 或 ECG），在診斷心臟病方面具有相當珍貴的價值。後來，肌電圖（EMG）與神經傳導檢查就成了神經醫學的基本診斷檢驗。
- 一九三八年，義大利神經學家塞立提（Ugo Cerletti）提出了

以電痙攣療法（簡稱電療）來治療精神分裂症，後來也用於治療憂鬱症。

- 一九四〇年代，生理學家何杰金（Alan Hodgkin）、赫胥黎（Andrew Huxley）與艾克勒斯（John Eccles）透過神經細胞的紀錄，證明了鈉鉀交換產生的放電現象。

- 因為發現維生素 C 的生物氧化機制而獲得諾貝爾獎的艾伯特‧聖捷爾吉說：「關於生命的一些基本事實，仍然未被發現。」他關於生物分子會產生固態電子過程的概念，再次喚起了人們對於電生物學的興趣。

- 有很多研究者證實直流電會對神經細胞的行為產生影響，以及電對大腦功能、情緒、性格及睡眠的各種影響。

- 一九七六年，尼亞斯（Nias）在雙盲研究中證明電睡眠療法（electrosleep）的好處，這種療法在蘇聯已經使用了二十五年以上。電睡眠療法是二十世紀被嚴重忽視的電療重大發現之一。

- 石川（Ishiko）及洛文斯坦（Lowenstein）以升溫所引起的電位改變，證明了神經元系統的固態電子活動。這些效應，以及眼睛中所發生的直流電類似變化，都無法用離子交換來解釋。事實上，在一九四〇年代，美國神經生理學家傑拉德（Ralph Gerard）與利貝特（Benjamin Libet）就已經提出非離子型的腦電波，在今天被稱為「位移電流」（displacement current）。大多數的大腦活動，是由鈉、鉀、鈣和鎂離子在

細胞內外的移動所產生。電與化學在生物體內是密不可分的。

- 一九六〇年代，骨科醫生羅伯特・貝克（Robert Becker）和同事證明，只需要 30 微安培的電流，就能讓蠑螈失去意識、全身麻醉。他們發現，一個與額－枕葉向量垂直且強度為 3,000 高斯的電磁場也能產生類似的結果。後來的實驗顯示，頭部周圍的磁場（即大腦磁場）與電場相反。

　　此外，羅伯特・貝克在研究蠑螈的再生能力時，也曾經用電幫蠑螈重新長出組織，再生四肢、尾巴或甚至是前臂。不過，他無法用同樣的方法讓貓重新長出貓爪。他的研究，催生了日後用於促進骨折癒合的電療發展。貝克認為，人體神經系統固有的電磁能量，是影響整個生長過程的主要控制因素。事實上，貝克相信所有活組織都具有電磁特性。

　　然而，他對於治療骨折的研究和臨床使用，以及心電圖、核振造影及腦電圖的發展，仍然是把電磁用於治療的極少數例子；長達一個世紀，這個研究領域的大部分仍然是嚴重被忽視的一灘死水。即使有像史蒂芬・霍金（Stephen Hawking）這樣的權威人士表示「電磁控制著所有的化學反應、所有的生物反應，甚至是生命本身」，也沒有造成多大的改變。在最近一場著名研討會上所發表的一篇詳細論文中，重點描述了把電磁用於醫療的一些精確機制：「電磁場會驅動一個典型的共振系統……調節 DNA，並增強蛋白酶的活性。」[5]

身體的壓電特性

壓電（piezoelectric）意指將壓力轉換成電力的能力。骨骼的壓電性是在一九五四年確立的，而羅伯特‧貝克甚至還確立了膠原蛋白的壓電性。壓電機制會產生一種由機械應力或壓力引起的電刺激。象牙質、肌腱、大動脈、氣管、骨骼、腸道、彈性蛋白與核酸，都是人體正常結構的壓電能量轉換器。因此，我們都是活生生的壓電發電機！

為了進一步鞏固活組織與電現象之間的相關性，其他人還證明了青蛙坐骨神經、細菌生長、酵母產生二氧化碳、海膽卵分裂及膽鹽（正常膽汁中的鹽分）的電磁基礎。

對組織施加壓力，例如按摩、指壓或經絡治療，都會產生壓電電荷。這種電荷會傳播到周圍組織，而擴散效應也可能具有孤立波（soliton wave）的特性。孤立波是一種獨立的波，傳播速度是神經訊號網絡的十倍以上；它最初被發現時，是被視為能量經由蛋白質分子傳遞的一種方法[6]。這些非常快速的傳訊機制，解釋了人類許多比神經網絡更快的能力：「例如，研究顯示人類不可能打得到棒球，因為在投手丟出球到越過本壘板的瞬間，並不足以讓打者瞄準球、做出反應，並揮棒擊中。」[7]

由細胞產生的壓電訊號，是它們與整體的一種溝通方式。羅伯特‧貝克對生命系統的研究，最終帶領他去探討外部產生的電磁場與生命本身的正常生物電磁之間的關聯。電磁能活化組織的壓電特

性來發射出聲子（phonon），這是一種波長低到足以和細胞膜發生共振的聲波。因此，電磁活化了生命的許多物理與化學過程。這些現象的速度，也解釋了為什麼如此多的物理訊號發生得如此快，以至於無法用神經網絡的化學變化來解釋[8]。

事實上，正是這種生物電磁方面的影響，很大程度地導致了已知或未知的生物週期或生理時鐘，其中最著名的就是晝夜節律（晝夜間的生理變化，或是二十四小時的生理變化）。

一九五四年，西北大學的科學家法蘭克・布朗（Frank Brown）證明了從新罕布夏州遷移到伊利諾州的牡蠣，改變了外殼的開合狀態來適應新地點的潮汐，就好像伊利諾州是瀕臨海岸一樣。類似的情況也發生在人類身上，有很多神經化學（例如血液中的皮質醇濃度）的晝夜時序，會在長距離跨越緯度後改變。

一般來說，這種改變大約會以每天一小時的速度完成。因此，從紐約飛到澳洲，至少需要花七天才能在生理上適應新時區。其中最關鍵的一個變化，就是身體對於褪黑激素的分泌，褪黑激素是良好睡眠的必要條件。時差就是電磁失真的一個例子。通過長距離的快速移動，以人為方式改變自然電磁場，是二十世紀的一項新發展。

在過去三十年間，大量的研究證明自然電磁現象與鳥類、魚類及蜜蜂的遷徙有關。有些細菌甚至會依照地球磁場來自我調整，顯然是因為這些細菌身上含有磁鐵礦的微晶體（已知的最小磁性單位）。直到最近，才在人類大腦中發現到類似的晶體。初步研究顯示，人類似乎具有一定的電磁追蹤能力；不過，如果把強度在 140

到 300 高斯的磁鐵放在頭上，這種能力就會受到干擾。在美國測試的鰻魚，會受到 0.67 微伏特／公分的直流電場與 0.00167 微安培／平方公分的電流所影響——的確是非常微小的影響[9]。貝克曾經計算過，十億分之一安培的微小電流就足以有效地刺激細胞再生。他先假設更大的電流會更有效，但當他真的測試時，卻發現這個假設並不正確。更小的電流才是最有效的，而這些電流相當於人類能量場的強度[10]，正如詹姆斯・歐什曼與約翰・齊默曼等人所推測的一樣。

電磁場的影響

電磁波的頻率以赫茲（Hz）為單位，是為了紀念德國物理學家海因里希・赫茲（Heinrich Hertz）而得名。下表的頻率一覽表，列出了我們多數人所熟悉的現象及相對應的頻率。赫茲數是指每秒的週期數：1 赫茲等於每秒有一個週波。生物電磁學中的一個關鍵頻率是 7 到 10 赫茲。這是地球的主要節律，也是所有高等動物及人類腦電圖讀數的共同頻率組成。

電磁能的應用可以誘發、控制或觸發生物變化。貝克強調，電磁場也可能成為壓力源。皮質醇是生命必不可少的腎上腺激素，而脈衝電磁能會顯著改變腎上腺對皮質醇的分泌，影響程度則取決於電磁場的強度和頻率、持續暴露的時間（連續或間歇），甚至包括受試者的體質。

電磁波類型	頻率（Hz）
極低頻（ELF）	低於 10
廣播	$10^2 \sim 10^7$
微波	$10^7 \sim 10^{12}$
紅外線	$10^{12} \sim 10^{15}$
可見光	10^{15}
紫外線	$10^{15} \sim 10^{18}$
X 光	$10^{18} \sim 10^{21}$
伽馬射線	高於 10^{21}

　　來自電視、廣播、微波、雷達、手機及衛星的電磁波不停地轟炸我們。這些人造的電磁場，壓倒性地主宰著地球原本的正常電磁環境（由太陽產生）。由於太陽的影響，世界上幾乎所有地區的電場強度都在 0.10kV/m 以上，而磁場強度則在 100 微高斯以上。

　　人為的電磁輻射，讓現今人類的平均暴露量可能是這些磁場的八到十倍。在前蘇聯時期，人們認為「安全」的電磁暴露量應該低於 1 微瓦／平方公分。這些年下來，我們不知道環境電磁場上的巨大變化，最後會對全人類的健康帶來怎樣的影響。

　　當我們把某些人安置在設有屏障的房間內，擺脫一般環境所具有的 10 赫茲背景磁場，他們的腦電圖、情緒和晝夜節律的神經化學都會發生變化；甲狀腺、胰腺與腎上腺也會受到電磁場的影響。

　　同樣的，外在累積的電磁也會影響情緒、睡眠及健康，甚至是

腦電圖讀數。我們現在已經知道，電熱毯對孕婦體內的胎兒極其危險，會明顯增加流產和畸形的發生率。在壓力超出健康應對能力且患有長期憂鬱症的患者身上，腦電圖則顯示出明顯的不對稱性，最常見的現象包括：

- 右額葉過度活躍；
- 無法跟上閃光的頻率；
- 在閃光的影響下，腦電圖信號過度加速或減速；
- 即使只是把電子鐘放在頭部附近，也會造成腦電圖出現異常。

這些人有時會變得非常敏感，以至於無線電波都可能會讓他們的認知變得前後不一。

德國羅格林（Rutgerin）在一間電磁屏蔽的地下房間裡，對人體進行了複雜的實驗。他證明了當人們處於這種屏蔽房間內，會喪失穩定性及同步性；然而只要 10 赫茲的電場，就能幫他們恢復正常的晝夜節律模式。

腦電圖的變化與人類晝夜節律的改變，都是由磁場的變化引起的；只要在一到三分鐘之內施加 200 到 1,000 高斯的磁場，以及 3 到 50 赫茲的電磁場，就可以看到變化（地球磁場只有 1/2 高斯）。根據研究顯示，脈衝電磁場也會引起神經元放電行為的改變，並影響整個人對於藥物的反應。在電磁場作用下，神經作用的閾值會降低，對藥物的敏感性會增加；這種效應可能會發生在電磁場強度低

至 30 微瓦／平方公分時。在實驗室培養的人體組織樣本中，微量的電磁能就足以影響腦組織分泌正腎上腺素（norepinephrine）。一只燈泡所消耗的能量（120 伏特的電流和 40～150 瓦的能量）都要比這大得多。

　　生物效應可以發生在遠低於熱能的電磁強度。動物一旦暴露在更高強度的能量（例如 200 到 300 高斯持續七十小時）下，解剖時會發現嚴重的大腦組織損傷。即使是 60 微瓦／平方公分的 3 吉赫（GHz，等於 10 億赫茲）能量，如果持續暴露長達六週，也會對大腦造成傷害。

　　電磁場會影響動物的攻擊性、躲避模式與睡眠模式。脈衝磁場改變了人類的反應時間，即使是 1 高斯的 60 赫茲電磁場，也能改變人們的注意力。僅僅 0.00001 伏特的極低電磁場，就能改變腦電圖。跨國製藥公司汽巴嘉基（Ciba-Giegy）的一項專利中，只使用電場就能對魚卵和植物進行基因改造。「他們能夠培養出已經滅絕一百五十年，具有獨特鉤狀顎的鱒魚」[11]。

　　在非內分泌組織中，電磁場可以輕易地改變心律。而且，在極低的強度下，25 到 50 微瓦／平方公分的電磁場就可以戲劇性地改變白血球。貝克的結論是：「沒有任何一種生物功能不受到非熱效應電磁場的影響；非熱效應電磁場是每個生命有機體的生物性質中一個基本且普遍的因素。」[12]

　　應用電磁場的有效療法正在逐漸增加，或許最普遍的用途是心律調節。心律調節器已經有效延長了數百萬人的生命；而透過經皮

神經電刺激器（transcutaneous electrical nerve stimulator，簡稱 TENS）
或電針（electroacupuncture）來控制疼痛，也是生物電磁療法最尖
端的應用。

　　穴道電檢法（electrodermal screening，簡稱 EDS）是二戰後西
德發展出來的一項技術，發明者是生物物理學家雷因侯德・傅爾
（Reinhold Voll）。傅爾醫師發現一種測量穴位電特性的方法，他
在實驗中使用皮膚電流計，測量受試者暴露於各種潛在毒素與過敏
原時的電位差。後來，他擴大了測試範圍，以確定哪些治療對於這
些症狀最有效。在全球，大約有十萬個穴道電檢設備正在被使用，
但美國卻非常少見；這種設備的運作原理採用了量子物理學與能量
醫學，使得它無法被廣泛接受[13]。然而，卻有很多使用穴道電檢儀
器來檢測疾病、過敏及是否中毒的紀錄；在這些病症發展到可以被
醫學記錄在案的程度之前，就能夠被檢測出來[14]。

磁療方式的效果

　　唐娜・伊頓在她的著作《能量醫學》中，總結了國際磁療理事
會（International Council of Magnetic Therapists）所做的研究，認為
「磁療在廣泛的病症中都發揮了改善的效果，包括肌腱炎、血液循
環、糖尿病神經病變、骨囊腫、高血壓、視神經萎縮、顏面神經麻
痺，以及骨折癒合等」[15]。

　　以優異成績畢業於美國加州洛馬琳達牙醫學院（Loma Linda

University of Dentistry）的狄恩・邦利（Dean Bonlie）醫師，設計了一種相當了不起的磁性睡眠墊。根據地質學家估計，地球磁場的強度在四千年前是 2.5 高斯，而現在只有 0.5 高斯。據載埃及豔后為了延緩衰老，會在前額配戴天然磁石。而邦利醫師則認為，慢性疲勞症候群與纖維肌痛都是缺乏磁的病症。有趣的是，缺乏磁的人也普遍缺乏鎂，而鎂就是著名的順磁性物質。邦利的研究證明，睡在他發明的磁性睡眠墊上，可以減少紅血球凝結、顯著改善纖維肌痛，以及緩解各種疼痛問題、過敏、偏頭痛、高血壓、糖尿病與失眠。有越來越多的證據顯示，這種磁療方式可以改善心臟病與血液循環，對於多發性硬化症也有幫助。事實上，躺在磁性睡眠墊時，我（諾曼・席利）的血壓從 120 ／ 80 降到了 94 ／ 60；而在我以前診所檢查過的每個人，其腦電圖都立刻進入最深度的放鬆狀態[16]。

生命的奧祕

在整個人類歷史中，哲學家與神祕主義者一直都在思考生命的能量。在每個文化中（除了現代科學的一神論之外），生命都是神聖的，是來自神聖源頭的靈性能量具體顯化而成。雖然我們大多數人都有共同的信念，但從笛卡兒說出惡名昭彰的「我思故我在」之後，科學就一直忽略或打壓對生命本質的興趣。

由於概念式思維很難用科學來解釋，科學家、宗教領袖與一般人知之甚少。《蘭登書屋大學字典》（*Random House College Dic-*

tionary）將思維定義為：1. 理性的、合理的；2. 周詳的、反思的、好學的。為了讓人類維持終極創造物的地位，許多科學家堅持認定動物不會思考、不會計畫、不會玩遊戲，也不具備感情。如果你常常跟動物在一起，觀察過牠們的行為，就可看出這個論點令人難以信服！正如英國醫生愛德華・巴赫（Edward Bach, 1886 ～ 1936）所定義的：無知僅僅是因為無法接受真相。

能量是宇宙的基本框架，最低層級是單一原子。生命能量只是意識的一個面向而已。電磁學的研究振奮人心，透過正確的實驗設計，讓我們得以偵測到看不見的能量、靈魂及意識的影響。靈魂醫療把新的保健模式引入醫療體系之中，這種模式可以讓我們理解能量和意識在治療中所扮演的關鍵角色。人體的電磁場是生物化學、物理解剖學及看不見的能量三者交互作用的一種方式。

氣就是生命力，也是生命能量

中國是個有悠久歷史的文明古國，中華文化認為生命是從氣而來，並相信氣來自宇宙，透過經絡流經人體。德國科學家威廉・賴希（Wilhelm Reich, 1897 ～ 1957）是少數關心生命能量並用科學方式進行研究的精神科醫師之一，他將生命能量稱為**奧剛**（orgone）。

七十五年前，俄國工程師喬治・拉霍夫斯基（Georges Lakhovsky, 1869 ～ 1942）出版了《生命的奧祕》（*The Secret of Life*）一書，他在書中宣稱 DNA 的振動頻率是每秒 500 億週期（即 50GHz）。

烏克蘭當代量子物理學家對拉霍夫斯基的概念做了進一步的研究，稱之為千兆能量（Giga-energy）的研究。他們在報告中說，人類DNA的振動頻率為 52 到 78 GHz，動物為 47GHz，植物為 42GHz。他們認為，每一個人都會對一種專屬於自己的獨特頻率產生最大的共鳴。因此，全世界可能存在著 270 億個特定頻率，每秒的週期從520 億到 780 億個不等。

此外，這些物理學家還認為，每個人體器官由於本身的構造，投射能量時都會循著特定的路徑（也就是該器官所屬的經絡）；而這種微小的千兆能量（每平方公分僅為十億分之一瓦）可能是氣（生命力）的電磁支持系統。研究人員詹姆斯·歐什曼在能量治療領域的一篇傑出論文宣稱：「生命系統遠比我們所意識到的對能量環境更為敏感……其中一個原因是因為細胞含有的分子放大器及訊號處理器，比起物理學家或電子工程師夢寐以求的任何一種裝置都要精密得多。」華裔英籍遺傳學家侯美婉指出，組織內細胞的晶體結構及器官內組織的排列都具有重要的影響，因為結構會產生共振：「一旦相干性發展到一定的程度……整個有機體的表現就跟單一晶體一樣……當所有原子都是同相振盪時會達到一個臨界值，並發出巨大的光軌跡，比單一原子所發出的光強一百萬倍。」[17]

脫氫異雄固酮（DHEA）是人體最常見的荷爾蒙，只要研究DHEA 這種超級荷爾蒙的濃度，就能輕易地測量氣（生命力）在體內的變化。對大多數人來說，DHEA 的濃度過了三十歲後會逐漸減少。膽固醇是 DHEA 的原料，而很多人在三十歲後膽固醇會開始

增加。DHEA 與膽固醇之間是否存在著相關性，或是因為膽固醇轉換為 DHEA 所需要的酵素不足所致？在一項初步研究中，七名男性在服用黃體素補充劑後，DHEA 濃度上升了 30% 到 100%，平均增加了 60%。每一種已知的疾病都會讓 DHEA 的濃度下降，而長期累積的壓力也可能造成 DHEA 減少，因為 DHEA 可能是反映體內儲存著多少生命能量的化學電池[18]。

透過性高潮來釋放情緒能量

史上第三位最具影響力的精神科醫師威廉・賴希，一生致力於探索性高潮的真實本質，他率先研究性高潮的本質是否真的是一種機械性過程。佛洛伊德認為，性高潮僅僅是一種「機械性」的釋放。這種有限的機械觀點，導致精神科醫師得出以下的結論：女性的性高潮體驗是不自然的，因為她們在過程中沒有機械性釋放（即射精）！

賴希認為，性高潮是了解情感生活的關鍵，特別是精神病患或精神官能症患者。因此賴希假定，不管是性緊張或性放鬆都需要在性高潮時進行「生物電釋放」。

賴希指出，摩擦生殖器會導致生殖器肌肉不自覺攣縮；而緩慢、溫和的摩擦，會比快速、劇烈的摩擦產生更大的效果。不過他發現，身體防衛性高的人需要劇烈的動作才能產生刺激。

賴希認為緊張與放鬆、充電與放電，是所有生物的基本功能，

也是性高潮自然功能的一部分。性高潮的生物電釋放，會產生愉悅感與放鬆；而阻礙生物電釋放則會導致緊張、焦慮，以及與伴侶分離。因此，他認為性高潮是一個攸關身體與靈魂的重要議題[19]。

性高潮的首要條件，是產生性快感及增加生殖器官的血流量；這是副交感神經系統的功能。啟動交感神經系統會導致動脈收縮，並減少流向生殖器官的血液。賴希指出，摩擦生殖器所產生的不隨意肌張力，與用電刺激肌肉產生的肌肉張力是一樣的。最終，這種摩擦會導致肌肉痙攣，並伴隨著性高潮時的自動收縮。機械摩擦與張力會產生電荷，這必然導致機械性及生物性放電。賴希堅定認為，性高潮後的放鬆是生物電模式而不是機械性模式。

因此賴希主張，性高潮的正常自然過程應該是緊張→放電→放鬆，這也是他把擴張－收縮視為生命支配原則的一貫核心概念。他堅信機械性張力會導致放電，而放電則會造成機械性放鬆。他認為，這種機械與電之間的關聯性，也是用來辨別生物的一個特徵。

賴希強調，交感神經系統的作用就像鈣離子一樣會產生張力，而副交感神經系統的作用就像鉀離子一樣有放鬆效果。他進一步認為，膽固醇的作用像鈣，而卵磷脂的作用像鉀；鹼的作用像鉀，而酸的作用像鈣。

性與焦慮之間存在著對立關係——副交感神經會導致性擴張時的周圍神經興奮及中樞神經放鬆；而交感神經則會導致周圍神經放鬆及中樞神經興奮或焦慮。

肌肉放電會導致機械性放鬆。隨著機械性肌肉張力的累積，壓

電效應會增加電壓梯度（voltage gradient），一旦到了某個臨界梯度，就會發生電流過載，從而導致放電。

性興奮是性感帶表面的充電過程，而性高潮則是在刺激－活化過程中所累積的電能釋放。賴希的結論是，性高潮是生命體的一種基本表現形式，而這種張力－充電的公式不適用於無生命體。

皮膚對於情緒的反應，會改變電位和電阻；而性感帶的電功能，與其他部位的皮膚不一樣。比起非性感帶的皮膚，性感帶的皮膚（包括生殖器、舌頭、嘴唇、乳頭及耳朵）有更高或更低的電位。「能讓身體表面興奮並感到愉悅的摩擦，是性行為的基本生物現象」[20]。只有能帶來愉悅感的摩擦才會增加電位，不能帶來愉悅感的摩擦不會增加電位。焦慮或煩躁不安的情緒，會讓表面的電位下降。賴希認為，自主肌肉系統是人體中製造生物電的生產器。

一九五〇年代，耶魯大學教授哈洛・薩克斯頓・布爾（Harold Saxton Burr）將這種生物電能系統命名為「電動力場」（electro-dynamic field）。基於二十多年的實驗，布爾認為心理與生理的疾病早在具體病症表現出來之前，就已經出現在能量場了。反過來說，只要讓能量系統重拾平衡，就可以治療身體疾病[21]。退化性疾病可能是能量阻塞，以及整個生命網絡的能量系統失衡所致。詹姆斯・歐什曼將相關的領域稱為生命矩陣（living matrix），他把生命矩陣各組成部分的屬性歸納於下。請注意，除了其中一項之外，所有屬性都是電磁特性：

1. **半導體**：所有組成元件都是半導體，這意味著它們都能傳導及處理振動訊息，就像電腦裡的積體電路或微處理器一樣；此外，這些組成部分也可以將能量從一種形式轉換成另一種形式。

2. **壓電性**：所有組成元件都具有壓電性，這意味著從生命矩陣通過的機械振動波會產生電場，反之亦然。

3. **結晶性**：大多數的生命矩陣都是由分子組成，這些分子會像晶體一樣規律排列。這包括細胞膜中的脂質、結締組織的膠原蛋白分子、肌肉中的肌凝蛋白分子，以及組成細胞骨架的成分。

4. **同調性**：上面提到的高度規律結構會產生巨大的同調性，或者類似雷射的振盪，這些振盪會在整個生命矩陣中快速移動，並且輻射到外部環境中。

5. **水合作用**：水是生命矩陣的動態組成部分，平均而言，每個基質蛋白都會與 15,000 個水分子連結……

6. **連續性**：正如我們所見，前面列出的所有性質都不是局部的，而是遍及整個有機體。雖然我們可以區分出個別器官、組織、細胞及分子，但事實上，生命矩陣是一個連續、不可分割的整體[22]。

不管是生命矩陣或其組成部分，我們的身心靈與情緒都是相互關聯的能量系統。針對生命矩陣的某個部分進行能量治療，通常都

會影響到整個生命體。這就解釋了一些看似神祕的效果，比如為什麼按摩可以刺激記憶力。按摩治療師早就注意到，推拿某些肌肉會讓客戶產生情緒性的體驗。當某塊肌肉被碰觸時，可能會讓人自發性地回想起一段遺忘已久的童年創傷經驗，以及與該事件有關的所有情緒。威廉・賴希是第一個詳細解釋身體記憶會導致肌肉僵硬（或身體武裝）的心理學家。把積存在器官中的所有緊張釋放出來，可以釋出圍繞該事件的所有情緒，如果操作者是訓練有素的治療師，效果會更加明顯。

　　按摩及其他形式的肢體療法，也會刺激身體的結締組織。人體所有的系統，都被包覆在結締組織的保護鞘內。結締組織是一種液晶半導體，來自細胞的壓電訊號可以通過這種介質傳遍到全身。詹姆斯・歐什曼補充說道：「如果有機體各部分在功能上能夠合作與協調，並且每個細胞都知道其他細胞在做什麼，全都要歸功於結締組織的連續性與訊號傳導特性。」[23] 結締組織是協調人體能量場的重要組成部分。

針灸：古老的電磁療法

　　針灸是能量醫療最古老的形式，被視為理解電磁治療原理的基礎。比起其他的非常規療法，有更多的科學證據證明針灸的有效性；有超過一千項研究，證明針灸在處理各種病痛上的效果。雖然針灸在中國已經有四千多年的歷史，但現代的西方醫學至今還是將

它拒之門外。有趣的是，一九一二年威廉・奧斯勒爵士認為針灸是下背疼痛的「首選療法」。

　　羅伯特・貝克醫師在探索人體的半導體能力時，證明神經周圍組織就是這種半導體。他推測，穴道是傳輸電纜沿線上用來傳播電信號的放大器所在。還有許多其他的研究人員表示，穴道的電阻比非穴道點更低。布魯斯・帕默倫茲（Bruce Pomeranz）醫師發現，針灸穴道的損傷電流（injury current）*高達 10 微安培，而且這種電流損傷會持續好幾天。史丹佛大學材料科學教授威廉・提勒（William Tiller）假設，在經絡上方有一個磁場，可以為穴道增加導電性，產生類似電池的效應。然後，這個電池會成為從器官發出的複雜電系統的一部分。

　　烏克蘭核物理學家假設有這樣一個向量系統。比如說，心臟細胞的 DNA 以每秒 520 億到 780 億個週期的頻率共振，並沿著特定的路徑（經絡）將向量輻射到手指與腳趾末端，然後透過共振迴路再回到器官。德國科學家漢斯・波普（Hans Popp）博士認為，人體有很多帶電的振盪器，它們會送出各種電磁波，其中有一些電磁波是從體內發出的。瑞典醫師諾德史特隆（Nordström）假設，生命電路會經由血管周圍的筋膜組織傳播，並與神經電路相連結。肢體療法的學生詳細解剖屍體時，注意到穿過結締組織及筋膜的細小

---

* 編按：身體受到損傷後所產生的電流。一九五八年羅伯特・貝克在切除蠑螈的一條腿後發現，傷口部位的肌肉在輕微顫動，用電流計測量時發現傷口部位有電流。

纖維，形狀與中國古代的經絡圖非常相似[24]。

針灸原理

經絡位於靠近體表的肌肉群之間，穴道則位於肌肉群之間的凹陷處。這些穴道有 75% 的時間，都位於更深層的肌肉－神經點（跟肌肉實際連結的神經介面）上。

針灸用針是不鏽鋼製成，並有一個對比鮮明的金屬環柄。這種雙金屬效應，讓針灸成為內建電療的三種機制之一。如果把兩種不同的金屬放進鹽溶液中，由於兩種金屬的導電性不一樣，於是就產生電流。其次，刺入皮膚的針尖部位比針柄的溫度要高一些（大約是華氏 25 度或更高），從而產生一個電梯度。螺旋型的針柄有散熱作用，表面積比針尖大。當針的溫度發生變化時，電子會從一種金屬轉移到另一種金屬上，造成針柄氧化。

相對於針柄，針尖會變成正極。如果加熱或手動旋轉針柄，針尖會變成負極，提供額外的電流。這種流動需要六十到九十分鐘才能達到平衡。因此在身上兩個不同穴位下針，會以電子波方式從旋轉、加熱或電刺激的其中一根針，以電流連接未被操縱的另一根針。

古代中國人不了解也不會描述電路，他們談的是一種在經絡中循環流動的生命力，這種生命力會保護、滋養及活化所有生命，產生熱量並刺激所有身體功能和器官。這種生命力的概念是普遍存在的，只是名稱不同，古希臘人稱之為「普紐瑪」（pneuma，意思

是氣息），印度人稱之為「普拉納」（prana），文藝復興時期的
著名醫師帕拉塞爾蘇斯稱之為「精髓」（quintessence），義大利
著名醫師賈法尼稱之為「動物電」，順勢療法之父哈尼曼稱之為
「生命力」，而德國心理學家梅斯梅爾（Mesmer）則稱之為「磁
性」。關於針灸效度的現代研究包括以下內容，是從很多證明針灸
有效性的科學研究歸納出來的：

- 在改善關節炎上，比處方藥的效果還要好 [25]。
- 治療性迴路「衝脈」，可以改善經前症候群 [26]。
- 透過治療衝脈，有三分之二的不孕症男性重建生殖能力。其
  中有一人的精子數從 900 萬增加到 5400 萬（增加 600%），
  這是任何現代醫療方法都無法達到的效果 [27]。
- 約有四分之三的慢性緊張性頭痛患者，病情獲得了控制 [28]。
- 三分之二的人恢復了 DHEA 濃度。
- 對常規藥物沒有反應的心臟病患者，有效減輕胸痛 [29]。

中國人將**氣**分成了**衛氣**、**榮氣**與**元氣**。**衛氣**是由消化與內臟新
陳代謝所產生的，顧名思義就是人體的保衛作用，也就是說衛氣就
像防護罩一樣圍繞著身體，防止外部的環境力量影響體內的經絡系
統。衛氣可以控制出汗、保暖，以及皮膚和淺筋膜的完整性。
　　榮氣是指把所有榮養物質（從飲食吸收到的所有生命力及吸入
的氣體）通過血液運行全身的作用，也在連接器官與體表的能量通

道（經絡）中循環。榮氣是內臟器官平衡運作的結果，同時也是內部器官正常運作不可或缺的關鍵。

元氣是指原始的能量，是遺傳及繼承而來的能量組成部分。元氣是其他所有氣的前驅物質，不可逆轉，負責生長、發育、繁殖、轉變與老化。元氣位於腎臟，並透過調節或平衡人體所有能量的額外通道來循環。由於元氣無可替代，因此受到極大的推崇；身體上、精神上、情緒上或性事上的過度消耗，或者不明智的飲食，都會將元氣耗盡。

十二經絡是能量循環的主要迴路，讓氣得以不停流轉。針灸施針就是用於活化這些迴路，透過增加或減少能量來平衡任何器官中不足或過剩的能量。

某種意義上，我們可以說中國人用陰陽、正負的概念來表達「電荷」的本質。中國的宇宙學還包括對元素的描述，並區分為五行：木（柔韌、屬陽）、火（光明、熱情，屬陽）、土（堅實，陰陽平衡）、金（結構完整，屬陰）與水（流動性，屬陰）。根據針灸原理：

- **腎經**：腎臟是陽性器官，負責管理水、滲透調節及體液排泄（與西方醫學完全相符的描述）；也跟腎上腺及性功能有關。
- **心經**：心臟是陰性器官，不僅能泵血，還可以展現靈性與創造力；這是一種廣被接受的形上學概念。
- **小腸經**：小腸負責消化及吸收食物和水分（與西醫相同）。

- **膀胱經**：膀胱調節體液的排出（與現代醫學相同），同腎臟一樣，對中樞神經系統有部分的控制力。
- **肝經與膽經**：肝臟與膽囊的五行屬木，肝臟是最富彈性的一個內臟器官。
- **心包經**（交感神經系統）與**三焦經**（副交感神經系統）的五行屬火，在人體內再也找不到比自主神經系統與火更同步的構造了，其中包括對壓力做出反應的化學物質——腎上腺素（五行屬火）。
- **胃經**與**大腸經**：胃（屬土）與大腸（屬金）負責所有與消化有關的問題，與現代醫學的理解相同。
- **脾經**：所謂「脾統血」，脾臟（屬土）被認為與血液有關（跟現代醫學相同），在中國能量學中也包括胰腺功能。
- **肺經**：肺屬金，職司呼吸。
- **皮膚**被認為是一種呼吸器官，考慮到皮膚的出汗現象，用呼吸器官來詮釋，對現代西方醫學來說並不牽強。

　　針灸可以活化身體的電磁系統：「日本和中國的報告顯示，投射出來的氣包含強大的磁性成分，只用簡單的磁力計就能測得。」[30]被稱為能量心理學的同一類型療法，還包括 EFT（情緒釋放技巧）與 TAT 療法（塔帕思穴位指壓療法），我們在第一章提過，羅賓斯醫師曾用來治療蜜雪兒。EFT 與 TAT 活化的是相同的經絡路徑，但不使用針，而是改用敲打或指壓。這些療法之所以能發揮作用，

可能與壓電性有關（敲打身體組織會產生電流）。

　　二〇〇三年發表在《臨床心理學期刊》（*Journal of Clinical Psychology*）的一項 EFT 研究，針對的是患有嚴重恐懼症的患者。這些患者對於蝙蝠、蛇、蜘蛛及老鼠等小動物的強烈恐懼，甚至會讓他們暫時喪失行動能力。研究人員用四種方式來測量恐懼程度：脈搏速率、書面問卷、主觀壓力測試及客觀壓力測試（看受試者可以朝害怕的動物走多少步）。接著，研究人員花半小時向他們說明 EFT 的運作方式，其中包括一次簡短的 EFT 治療。

　　然後，患者又再次接受測試，結果顯示，每項壓力的測量值都得到了顯著的改善[31]。其中一名非常害怕老鼠的女性患者（害怕到一想到屋子裡可能有老鼠，就寧願睡在車子裡），在一開始的測試中完全無法走進有老鼠的房間。

　　經過 EFT 敲打後，她不僅有勇氣走進有老鼠的房間，還能好奇地察看這隻小動物。她的女兒後來還為她的孫女買了一隻寵物鼠，而在一次電視訪問中，她甚至能夠神態自若地抱著一隻寵物鼠，說牠們看起來似乎沒有那麼可怕。六個月後的後續追蹤發現，恐懼程度大幅降低的效果一直沒有消退。只是兩分鐘的經絡治療，就有如此驚人的結果！詹姆斯·歐什曼對於電磁治療的總結，巧妙地融合了每一個重要的趨勢，他推測：「敲打會直接與體內儲存創傷及其他記憶的電子系統產生交互作用……在敲打穴位時，治療師會要求患者專注於不適的情緒，這樣一來，與原始情緒狀態或恐懼相關的能量及資訊流就能浮現出來，好讓治療師與之互動。」[32] 根

據近期發表在《心理治療》（*Psychotherapy*）期刊上的一篇文章指出，能量心理學對於很多心理疾病都有效果 [33]，尤其心理創傷更是效果卓著，甚至對盧安達種族滅絕及科索沃種族清洗這一類的極端恐怖事件都能發揮作用 [34]。EFT 敲打在清除情緒創傷之後，對於治療身體的症狀也非常有幫助。

　　針灸、能量心理學、活化經絡迴路，以及能夠增強人體電磁治療能力的其他方法，都是快速、經濟、非侵入性且安全無害的。它們所產生的驚人效果，與所花的成本及複雜度完全不成比例。將它們當成第一線的治療，幾乎可以一勞永逸地解決當前醫療系統面對的所有問題——資源有限、成本高、觸及率低、過於複雜、醫源性疾病與死亡。

第 **14** 章

阻斷疼痛的替代療法

　　電療有近兩千年的歷史，一向是自然主義醫生感興趣的療法。西元四十六年，古羅馬醫生史克里波尼烏斯・拉格斯（Scribonius Largus）描述了如何使用電鰩（electric ray）治療頭痛與痛風。在十九世紀末與二十世紀初，電療法達到了頂峰，聲稱能用來治療幾乎所有能想到的症狀或疾病。美國明尼亞波里斯市的巴肯圖書館（Bakken Library）收藏了大量的電療設備，其中有些設備就跟房間一樣大，這些設備在當時都宣稱幾乎無病不治。

電針儀

　　最後只有一種流行的電療設備，在《弗萊克斯納報告》的迫害下倖存下來，也就是電針儀（electreat）。一九一九年，伊利諾州皮奧里亞市（Peoria）的自然醫療專家肯特（C. W. Kent）申請了電針儀的專利。儘管受到美國食品藥物管理局（FDA）的強烈攻訐與醫學界的抵制，這項設備在一九四〇年代仍然持續在市場上販售。

　　一九五一年，我（諾曼・席利）父親罹患了一種原因不明、被

稱為貝爾氏麻痺（Bell's palsy）的顏面神經麻痺。在看過幾個醫生仍無好轉後，他找了一位脊椎指壓治療師，並接受電針儀的治療。這個設備神奇地緩解了他的疼痛，後來甚至完全康復了。

　　一九六〇年，我因為頸椎間盤破裂而導致頸部和手臂疼痛，我父親就把電針儀給了我。由於它的設計有些笨拙，加上我對它的潛力還缺乏了解，因此幾乎沒有使用過。然而，我對它宣稱的許多療效，以及將電流從一個人傳給另一個人的獨特能力，留下了非常深刻的印象。

　　到了一九六三年，一次看似無關緊要的事件，讓電針儀重新引起了我的注意。神經外科醫師威廉‧柯林斯（William Collins）離開我們任教的西儲大學，準備搬去維吉尼亞州。在我來到西儲大學之前，他就已經開始研究疼痛生理學了。

　　在他的歡送會上，我玩笑性地把電針儀送給他，還一起取笑了電針儀內部電極與電梳的蛇形設計。一九六五年，麻省理工學院的帕特‧沃爾（Pat Wall）提出了脊椎閘門（spinal gate）的疼痛控制理論，作為疼痛生理機制的概念。他證明最小的「C」神經纖維會攜帶疼痛訊息進入脊髓，並可能會被最大的 β 纖維輸入阻斷，從而調整或調節疼痛輸入。這種「閘門」也可以透過從大腦向下傳送訊息的神經纖維來關閉。我猜想，電針儀緩解疼痛的效果是否是因為閘門關閉了？我跟科林斯醫師聊起了這件事，不過當時他已經把我送給他的禮物丟掉了。後來我發現皮奧里亞市還在生產及販售電針儀，於是就買了一個。

背椎刺激器

一九六五年，我提出了背椎刺激的概念，並證明用輕微電流刺激脊髓能夠抑制疼痛。一九六七年四月，現代電療終於成真。透過外科手術，我將一個用電池驅動的背椎刺激器（Dorsal Column Stimulator，簡稱 DCS）植入一名癌細胞擴散的癌症末期患者體內，成功控制了他的疼痛[1]。

接下來的八年裡，在我的慢性疼痛患者中，有 75% 都接受了背椎刺激療法。不過，這種方法還是存在著風險，而且長期效益沒有好到讓我推薦給大多數非癌症引起的疼痛患者。不過與此同時，不必動用到手術的工具已經被開發出來，並且至少在 85% 慢性疼痛患者身上也得到緩解疼痛的效果。

第一個現代經皮神經電刺激器

我在看診時會使用電針儀。不過一開始，我是用它來為將要植入背椎刺激器的患者展示電刺激是什麼感覺；後來就直接將電針儀用在治療上。從做電療研究開始，我就確信皮膚表面的電刺激，在應用及接受度上至少會比背椎刺激器高一千倍。

幫我生產背椎刺激器的是美敦力醫療產品公司，早在一九六七年，我就鼓勵他們的設計工程師生產現代化的固態電針儀。但以心律調整器起家的美敦力拒絕了，因為他們的重心是生產植入式的醫

療設備。

　　一九七〇年代初期，美敦力設計工程師諾曼‧哈格佛斯（Norman Hagfors）離開美敦力，自己成立了一家新公司——史汀科技公司。我發明的背椎刺激器當初就是哈格佛斯負責設計的，不久後他就買下了電針儀公司，並把這家公司遷移到明尼蘇達州。電針儀一直持續生產到一九九三年。然後，史汀科技推出了第一款固態現代皮膚刺激儀，也稱為 Stim-Tech。最初這是個大盒子（面積約一平方英尺，厚四英寸），會發射出脈衝方波。我認為方波的效果可能不如電針儀的脈衝棘波，因此在我的督促下，美敦力又生產了一種體積更小且帶有棘波的儀器。

　　自從這種早期儀器推出以後的三十年間，大量的經皮神經電刺激器（TENS）就紛紛湧進市場。然而，沒有一種能夠成功進到大眾市場的意識，也沒能獲得製藥商的任何「推銷」。如今生產 TENS 的主要廠商是一家名為恩皮（Empi）的醫療器材公司，每年估計售出十萬台 TENS，年收入達到一億美元。TENS 可以充分緩解大約 50% 的慢性疼痛，但在美國五千萬名患者中，大約只有 2% 的人選擇這種療法，儘管這是有史以來最安全的鎮痛方式。

　　我始終認為，現代 TENS 儀器的效果比不上電針儀。儘管 TENS 的脈波通常更令人愉悅，但這些波既不能穿透身體，也不能傳播到全身。直到一九九四年，在我發現 GigaTENS 之後，整個概念才完全顯現出來。如今，距我初次探索已過了四十年，已經能夠重新設計出一種儀器，既可以發出舊款電針儀的頻率，同時採用具

備現代電極及控制的現代化包裝。席利經皮神經電刺激器（SheLi TENS）是我允許冠上姓氏的第一個醫療器材；而且我相信，SheLi TENS 的能量與透過人體電療所調動的氣非常接近。

顱電刺激

　　一九七五年，在美國食品藥物管理局對醫療器材的限制令出來之前，一位名叫索爾・利斯（Saul Liss）的醫學工程師推出了自己設計的 TENS 儀器。這種儀器一開始被稱為疼痛抑制器（Pain Suppressor），後來經過重新設計後，重新命名為利斯身體刺激器（Liss Body Stimulator），另一種機型則稱為利斯顱電刺激器（Liss Cranial Electrical Stimulator）。在我第一次嘗試時，並沒有留下深刻的印象，因為它只能發出 4 毫安培的電流，這種強度通常低於感官可察覺的程度。然而，當索爾把電流提高到 10 毫安培並讓我親自體驗時，我不得不承認這種程度的刺激太過強烈了。

　　有一天晚上十點半左右，在一個偶然的機會下，我把儀器的其中一根電極放在額頭上，它引發了一種類似閃光燈的效果。在接下來的一個小時裡，我在身體的不同部位試驗了這台機器。不論把一根或兩根電極放在顱頂的哪個位置，我都可以看到恍如閃光燈的效果。即使我把電極一根放在頭頂，一根放在腳上，閃光也會出現。

　　那天我約在晚上十一點半上床睡覺，卻在凌晨兩點半醒來。由於明顯增強的能量與警覺，我完全無法再入睡。幾個月之後，我和

同事詹姆斯・庫瓦科（James Kwako）醫師每天早上八點都會花四十五分鐘以經顱方式使用這個儀器。四個小時後，我血液中的血清素濃度增加到正常上限的五倍，而庫瓦科醫師的血清素濃度則是原來的兩倍。

我和庫瓦科醫師決定在憂鬱症患者身上試用索爾的儀器，第一個患者是來自佛羅里達的病人，已經被憂鬱症纏擾了十六年。不可思議的是，經過一個小時的經顱刺激後，他的憂鬱症僅僅在一天之內就得到了完全的緩解。遺憾的是，他堅持要回佛羅里達，不再繼續治療；不到一週，他的憂鬱症又復發了。

血清素升高及緩解憂鬱症這兩個發現，激勵我進一步研究利斯身體刺激器。血清素是人體最重要的神經化學物質之一，跟情緒調節、睡眠及疼痛有關。血清素調節藥物在經過廣泛研究後，被用於治療憂鬱症和偏頭痛。

我用利斯發明的儀器治療了七十五名患有慢性疼痛的病人，其中40%的人血清素不足，而另外40%的人則是血清素過多。他們每天接受一小時的利斯儀器治療，為期兩週，然後再次接受血清素濃度檢測。分析顯示，在這些人中有80%的血清素輸出已回復正常。而根據他們的自我評估，情緒波動也有所減緩。

我確定，以經顱方式來使用利斯儀器時，可以改善50%慢性憂鬱症患者的症狀，而這些患者先前對於一種或多種抗憂鬱藥物都沒有反應。最近，我們發現光刺激、教育及振動型音樂，也能緩解58%慢性憂鬱症患者的症狀。當我們合併使用這兩種方法時——同

時使用利斯儀器及光刺激、教育和振動型音樂──患者擺脫憂鬱症的成效可以達到驚人的 85%。在沒有進一步治療的情況下，70%的患者在三到六個月後仍然可以維持沒有憂鬱症的狀態。在這一點上，我們建議在最初的每日治療計畫後，每週繼續使用一到兩次席利系列的利斯顱電刺激器（調整為可進行一小時療程的設置）。

以經顱方式使用利斯儀器，對治療失眠與克服時差也非常有幫助。它能夠促使天然麻醉劑 β 腦內啡及血清素的分泌，讓人感覺良好。把利斯儀器用在特定穴位時，可以增加超級荷爾蒙 DHEA 的濃度。除此之外，利斯儀器可能還有很多其他用途。

我個人認為，每個家庭都應該備有一台經皮神經電刺激儀（TENS）；遺憾的是，在美國需要處方才能購買。到目前為止，大多數的醫生還是對於這種設備在醫療上的用處幾乎一無所知。由於沒有製藥商贊助 TENS，因此除非患者堅持要求醫師開立處方，否則 TENS 很可能會繼續被漠視。

微波共振療法的新設備 GigaTENS

一九九二年十二月，我與索爾・利斯受邀前往烏克蘭的基輔訪問，研究一種稱為 MRT（Microwave Resonance Therapy，微波共振療法）的設備。根據主持計畫的量子物理學家說，他們在十二年前發現了這種方法，並了解到：

- 人類 DNA 以每秒 54 到 78GHz 的頻率共振
- 動物 DNA 的共振頻率為 47GHz
- 植物 DNA 的共振頻率為 42GHz

　　此外，他們還說在十億分之一瓦的功率下，使用 54 到 78GHz 的頻率對選定的穴位進行治療，可以治癒 50% 的麻醉成癮患者、92% 酒精成癮患者，以及 80% 以上的類風濕性關節炎患者，而且如今已經有超過二十萬名患者接受 MRT 治療。治療時間通常是每天持續三十分鐘，每週五天，為期兩週，緩解或治癒的效果可以維持兩年。

　　醫生可以使用 MRT 來治療從心絞痛、糖尿病到骨髓炎（骨骼的慢性感染）的幾乎所有疾病。在這種療法的紀錄中，沒有提到過任何併發症。

　　利斯、我和兩名烏克蘭物理學家合作，重新設計了這個設備，以便用於臨床上。我們將改良過的設備稱為 GigaTENS，並驗證了該技術的好處。在常規藥物治療無效的類風濕性關節炎患者中，有 70% 的人從 GigaTENS 獲得了驚人的鎮痛效果。在 80% 出現神經病變的糖尿病患者中，也看到了疼痛緩解與神經功能改善等效果；同時還改善了 50% 的慢性背痛或憂鬱症患者的症狀。GigaTENS 療法似乎是迄今為止，已知用途最多、最安全且有效的療法之一。

　　既然做過這個千兆頻率設備的測試，於是在一九九四年夏天我決定檢驗一下我的舊愛電針儀。最後，我終於知道為什麼我一直偏

愛電針儀了──它發射出來的就是千兆頻率。令人驚訝的是，肯特在一九一九年就推出了 GigaTENS 的原型機。考慮到烏克蘭醫生的親身經驗，或許肯特醫師所宣稱的一些療效是真的。

如今，我與史丹佛大學材料科學家威廉·提勒博士一起製造出一個更小巧且更好用的設備，稱為 SheLi TENS。它除了具有 TENS 的所有優點外，還有以千兆頻率運作的優勢。SheLi TENS 是目前市面上最安全、最有效的刺激器，就我們所知，也是治療疼痛、憂鬱症、失眠、時差、偏頭痛、類風濕性關節炎與糖尿病神經病變的最佳療法。僅就鎮痛效果而言，這個設備就是無價之寶。它百分之百安全，除了安裝心律調節器的病人之外（SheLi TENS 會干擾心律調節器的功能），幾乎可以用在所有人身上。

隨著新型電磁刺激器的改良，以及這類醫療設備的可能用途，還有很多值得我們去探索的空間。電針儀是在二十世紀初問世的，經過八十多年後，仍然比一些現代的 TENS 儀器更好用。ShiLi TENS 與 Liss CES[*]（利斯顱電刺激器，現已再次投入生產[2]）是已知可以顯著改變人類神經化學組成的第一批電療設備，這兩種設備是二十一世紀能量醫學的基礎。

---

[*] 編按：CES 是經顱微電流刺激療法（cranial electrotherapy stimulation）的縮寫，是一種經由顱骨向大腦導入微量生物電流以刺激腦區的技術，在美國已被核准用於治療抑鬱、焦慮和失眠。

針灸的創新運用：電針

一九六七年，當我開始做背椎刺激治療時，是把針頭直接插入患者身體上的疼動部位，然後再連接上電刺激器。很快的，我就注意到將針頭插入疼痛中心的重要性，而這正是針灸的傳統手法。到了一九六〇年代後期，我把這種技術稱為經皮神經電刺激（Percutaneous Electrical Nerve Stimulation，簡稱 PENS）。

除了閱讀相關文獻，我沒有接受過針灸方面的正式訓練。一九七三年，我前往英國跟著菲力克斯‧曼恩（Felix Mann）醫師學習。曼恩醫師曾經在法國與中國接受培訓，還把幾篇古老的針灸文獻翻譯成了英文（曼恩施針時，通常不會合併使用電刺激）。

中國人聽說過我的診所，以及我在電刺激方面的工作，因此當中美建交後，一九七三年底第一個來美的中國醫學代表團就要求訪問我。在那次訪問中，我才知道中國人早在一九六七年就開始在針灸治療時使用電刺激，而我也在同一年開始電刺激療法。

如今，大多數的西方從業者通常會在針灸治療時使用電刺激。研究顯示，只要 1 赫茲（每秒一個週期）的刺激，就能提高天然鎮痛劑 β 腦內啡的濃度。較高的頻率雖然可以有效緩解疼痛，但不會提升 β 腦內啡的濃度。

現在有許多電療的創新發明，都會試著吸收電針療法的好處。其中有很多發明都不施針，只是在穴位上施加局部電極而已。然而，針對這些技術或是用雷射來照射穴道的科學研究，還是寥寥可數。

透過磁場傳輸的能量治療

在評估歐斯塔德・帕瓦蘭德的遠距治療效果時，我使用了腦電圖及心電圖來監控病患的心律及大腦節律。

第一組受試者有三十名病患，在花了一段時間建立正常的腦電圖活動以供對照後，歐斯塔德被要求進行約兩分鐘的遠距治療。病人不知道治療是在什麼時候，也不知道會持續多久。歐斯塔德坐在離病人約一百英尺外的另一個房間裡，他拿到的是一張病人的立可拍照片。我們測量了歐斯塔德開始傳輸靈療的確切時間，然後確定它與腦電圖技術人員接收到的輸出之間是否有相關性。

腦電圖的紀錄非常驚人。紀錄顯示，就在歐斯塔德開始治療的那一刻，有高達 84% 的病人，腦中 α 波的活動立刻明顯下降。

另一項測試共有三十二名病人，我們要求歐斯塔德提高每秒 10 個週期的頻率。他坐在離病人一百英尺遠的另一棟建築物裡，在他開始傳輸靈療的那一刻，有 75% 的病人，這個頻率的腦波增加了；而其他 25% 的病人在 α 波範圍的總能量減少了，表明出現了一些能量效應。

在歐斯塔德的另一項靈療實驗中，為了測量心臟的心搏輸出量（stroke volume）及心輸出量（cardiac output），我們使用了非常精密的心電圖及相關的電腦設備。這些設備是由著名的心臟病學家羅伯特・艾略特（Robert Eliot）所開發的。在這個有五名受試者的實驗中，同樣要求歐斯塔德待在距離病人超過一百英尺的另一個房

間裡，並要求他增加他們的心輸出量與心搏輸出量。在當時，這些特定的生理測量值確實發生了顯著的變化。

　　在另一項試驗中，我們準備了十五瓶從一般商店買來的瓶裝密封礦泉水，然後讓歐斯塔德把雙手放在上面。在他進行能量傳輸之前，對照組的十五瓶礦泉水先被送到三個不同的地方，進行紅外線及紫外線吸收測量。隨後，再把十五瓶被「處理過」的瓶裝水也送去測量紅外線吸收量。結果顯示，歐斯塔德的療癒能量明顯影響了水分子的結構，特別是透過紅外線吸收測得的氫鍵。

　　從第一次見到靈療大師奧嘉・沃勒之後，我就開始尋找證明靈魂醫療效果的醫學紀錄。歐斯塔德・帕瓦蘭德是一座寶庫，引領我找到了一百多項在醫學上可以驗證的奇蹟治癒案例，治癒的病症非常廣泛，從腦瘤、癌症到糖尿病都有。本書所摘錄的科學實驗，為他的能力提供了進一步的證據。隨著時間推移，奇蹟治癒的案例也在逐漸累積。這些患者通常都是在常規醫療治療失敗後，才轉而求助於靈魂醫療並得到確實的療效。當罕見的療癒奇蹟接二連三地出現，有一天或許就會變成常態！

第 15 章

解碼慢性與自體免疫疾病

　　漢斯・塞利開始對壓力有些了解，是因為他注意到大多數疾病
都有以下的這些常見症狀：

- 疼痛
- 看起來不舒服或感覺不適
- 消化不良
- 起疹子
- 發燒

　　經過仔細觀察，最後他將這些症狀綜合成一種叫做「壓力」的
症候群[1]。如今，壓力已被普遍認為幾乎是所有疾病的一個因素，
也是許多疾病的主要成因。壓力會致病，已是現代醫學及心理學的
一個基本概念。然而在漢斯・塞利之前，沒有人從這些很容易觀察
到的症狀中，提出此一歷久不衰的壓力概念。

　　現今，醫學也面臨著需要共同來看待及理解一些類似症狀的挑
戰，包括：

- 抑鬱

- 嗜睡

- 焦慮

- 易怒

- 心理或情緒耗竭（emotional exhaustion）

- 注意力缺失

- 失眠

- 頭痛

- 疼痛

　　這些症狀在許多現代越來越普遍的疾病中都很常見，例如慢性疲勞症候群、多發性硬化症、纖維肌痛、紅斑性狼瘡和甲狀腺失衡。以上這些情況及其他症狀，都是人體電磁場失衡的共同現象，或許可以統稱為電磁性輕鬱症（Electromagnetic Dysthymia，簡稱EMD）。EMD 既是一種精神性疾患，也是一種有具體症狀的身體疾病。哈佛大學內科醫生赫伯・班森，曾經在一九七〇年代以其著作《哈佛權威教你放鬆自療》（*The Relaxation Response*），揭開了身心醫學時代的序幕。他最近指出：「60% 到 90% 的當代醫療問題都屬於身心壓力範疇，在這個領域內，藥物和手術都起不了作用。」[2] 杜克大學的傑出科學家雷夫・史奈德曼（Ralph Snyderman）說：「我們國家在衛生保健方面的投資，大部分都浪費在一種不合理、缺乏合作且低效率的體系上，這個體系把超過三分之二

的錢花在治療基本上不可逆的慢性疾病上面。」[3] 常規醫學幾乎無法提供 EMD 患者任何幫助，因此 EMD 患者這個群體更有動機去研究靈魂醫療可以提供的好處。

　　腎上腺是負責體內壓力平衡的腺體，而每一種疾病最後都會造成腎上腺超過負荷而變得衰弱。因此，腎上腺過度疲勞是 EMD 的一個主要原因，也與各種重大疾病脫不了關係。只要身體能夠恢復體內平衡或自然平衡，重大疾病就不會發生，超級荷爾蒙 DHEA 也會維持合理的濃度。一旦腎上腺功能衰竭，DHEA 的濃度會逐漸下降，削弱免疫系統，並降低一個人的生命總能量。

　　那麼，EMD 與現代社會的重大疾病（心臟病、癌症、中風及糖尿病）有什麼關係呢？日常生活中長期處於緊繃狀態就會形成壓力，分別有下列這些原因：

- 生理上的傷害：骨折、割傷、過冷或過熱
- 化學物質：酒精、尼古丁、咖啡因及食品添加劑
- 電磁場：收音機、電視、電腦、手機和微波爐
- 負面心態：擔心或沮喪
- 情緒習慣：恐懼、內疚、憤怒、焦慮及抑鬱
- 精神危機：道德困境、生存焦慮或信仰危機

　　EMD 是壓力引起的過度疲勞，或是人體電磁架構的過載現象。疾病是身體對於全部生活壓力的反應，通常會表現在與特定壓力息

息相關的器官或系統上。

　　例如，冠狀動脈疾病的主要影響因素可能是沒有解決的憤怒，這種憤怒會阻礙寬恕、同情與愛，最終甚至會阻礙心臟本身的生命能量（在這種情況下是血液）。中風通常與不理智或缺乏智慧有關。在糖尿病患者身上，身體的衝突有時是與責任過多或過少的憤懣有關。至於癌症，幾乎都與嚴重的抑鬱有關，其次才是身體上某個虛弱的器官或部位。以乳癌來說，可能是因為母乳不足而感到沮喪的表現；攝護腺癌或子宮癌則可能與安全感或性有關。

　　就是這麼回事。電磁能量的缺乏，會透過未解決的嚴重情緒形式來影響身體器官或部位。然而，與其花時間把每種疾病與特定的精神或情緒連結在一起，不如在情緒和精神緊繃時盡快發現並釋放它們。恐懼、焦慮、怨恨、憤怒、內疚及抑鬱，都會阻礙生命能量的流動。

電磁性輕鬱症（EMD）的診斷

　　在上個世紀，美國康乃爾大學編製的自填式健康問卷「康乃爾醫學指數」（Cornell Medical Index，簡稱 CMI）標榜不需要任何實際的身體檢查或實驗室檢驗，就足以達成 80% 的臨床診斷準確率。CMI 包括家族病史及過往病史。

　　假設有個人一年中出現了三十多種症狀，就表示他的身體已經不足以應付壓力了。當然，癌症或精神病等嚴重疾病也可能出現三

十多種症狀，因此需要更仔細的診斷及檢驗，以排除其他可以治療的疾病。EMD 所列的症狀包括以下幾項：

- 慢性疲勞
- 免疫系統問題
- 抑鬱
- DHEA 濃度降低
- 細胞內缺乏鎂
- 缺乏一種以上的必需胺基酸
- 腦電圖異常

以上這些也是許多慢性疾病的共通症狀。一旦所有常見的身體疾病都被排除後，就能確診是 EMD。

慢性疲勞症候群

慢性疲勞症候群只是 EMD 的一個極端情況。這種疾病是典型的 EMD，因為它與腎上腺的壓力超載有關。慢性疲勞症候群是近十年來最具爭議性的疾病之一，似乎早在一八○○年代就已經存在，當時被稱為「神經衰弱」。南丁格爾可能也罹患了這種病症。這種令人困惑的一系列症狀也被用來描述其他被診斷出來的疾病，包括威爾森氏症（Wilson's disease）、人類皰疹病毒第四型（EB

病毒）、念珠菌感染、環境敏感性及腦脊髓炎。

　　慢性疲勞症候群的主要症狀，包括缺乏活力、睡眠品質差、需要比正常情況更多的睡眠或休息、焦慮、易怒及虛弱。目前還沒有針對這些症狀的特定診斷檢驗。許多治療方法，都只能得到暫時性的改善。

　　大多數患有慢性疲勞症候群的人，可能都經歷過重大的生活危機，例如離婚、親人過世、換工作或離職，或者其他會引起反應性抑鬱的情緒或精神創傷事件。然而，還有一些患有這種疾病的人，從來沒有真正快樂過。慢性疲勞症候群可能是靈性或精神疾病的生理表現。「在我們的科技社會中，有很多人都與宇宙的能量網失去連結。」信奉薩滿教的古巴心理學家及醫學人類學家阿貝托·維洛多（Alberto Villoldo）寫道：「我經常發現，那些因為慢性疲勞症狀來找我的人，已經完全與自然世界脫節了。他們不會去樹林裡散步，不會在花園裡種番茄，甚至不會停下腳步去嗅聞花香。這並不是說，在森林裡散步就能治癒慢性疲勞症候群這種複雜的病症。不過，深為這些症狀所苦的人，需要重新與自然網絡建立連結，作為治療的一部分。」[4]

社會對 EMD 的影響

　　每個人或多或少都必須承受負面情緒及行為帶來的後果，疾病或甚至死亡就是如此，都是日積月累的各種壓力所造成，包括物理

性的、化學性的、情緒的、心理的、電磁的及精神上的壓力。精神上的許多困擾，部分是因為違反了「愛人如己」、「己所不欲，勿施於人」的黃金律。或許人類最重要的課題，就是不論個人或群體，都要學習在存在的各個層面——有意識、無意識、潛意識及超意識——都遵循著黃金律。

環保主義者往往強調汙染會對健康產生負面影響，但道德、精神及心理上的汙染，可能也具有同樣的破壞性。我們所生活的社會如果機能失調，就會持續地在道德倫理上製造緊張及壓力，不斷對我們產生負面影響。集體無意識（整個社會的能量場）的負面影響，讓我們整個免疫系統都在隨時備戰。匈牙利哲學家鄂文·拉胥羅提到：「我們的身體是生物圈的一部分，會與這個星球的生命網絡產生共鳴。我們的心智是身體的一部分，與其他心智及生物圈連結在一起。」[5]《精微能量》（*Subtle Energy*）一書的作者威廉·柯林傑（William Collinge）提醒我們：「他人遠距離的關注也可能影響我們的身體。研究人員的結論是，我們能夠與其他人一起在能量場中跨越空間（超越距離的限制）、跨越時間（超越時間的限制），以及跨越人與人之間的界限。」[6]即便我們朝著健康的目標前進，但不要忘了我們是生活在一個相互影響的大洋之中，從最崇高的狀態到對社會最具破壞力的想法和做法，時時刻刻都在影響著我們。

聖雄甘地列出了「社會七宗罪」，認為世上這七種人類的罪行將會毀滅人類：

- 沒有原則的政治
- 不勞而獲的財富
- 昧著良心的享樂
- 沒有品格的學識
- 沒有人性的科學
- 不講道德的商業
- 不做奉獻的敬神

　　在上述的七種罪之外，還可以再加入第八項：不能包容健康無害的行為！在密蘇里州的春田市，把「包容」從社群價值中移除了，因為有些信奉正統基督教的人認為這兩個字冒犯了他們。他們不願意接受同性戀，也不想敞開胸懷**包容異己**。

　　就個人來說，負面的想法與消極的感受會對健康造成不良影響，對於每個實事求是的人來說，這是無庸置疑的。恐懼、焦慮、內疚、憤怒及抑鬱是主要的負面情緒，每一種都會引起壓力反應，而且比起尼古丁、咖啡因或酒精的副作用更難以評估、更無聲無息，也更無處不在。比起種族或性別歧視等偏見，這些明顯的情緒反應更容易研究。偏執對個人與集體有什麼影響？會帶來哪些生理上的影響？當聖雄甘地及金恩博士等人為了改善人類行為、修正錯誤而努力時，他們在生理上獲得了哪些正面的補償？持續暴露在他人的苦難經驗中，會對自己造成什麼影響？暴露在他人憤怒或抑鬱的情緒中，自己是否也會吸收到負面能量？像德蕾莎修女這樣的聖

人，能否從他們對世人所做的奉獻中獲得生理或靈性上的好處？

　　雖然我們無法離群索居，但我們仍然可以選擇要採取怎樣的態度及行動。大腦、心智以及生命的電磁架構，其最後的調節者就是我們的心靈。當我們對憤怒和抑鬱造成的影響了解得越深入，就會知道無論什麼原因，我們都承擔不起恐懼、焦慮、憤怒、內疚或抑鬱的後果；而社會也容忍不了偏見、厭惡、仇恨、不滿、貪婪或無知（不接受事實或真相），因為對於生活在其中的我們來說，這樣的社會將會日復一日地帶來負面的生理影響。相反的，強調關懷、連結、合作、平等、寧靜、精神、快樂、包容與愛的社會和社群，則有助於所有成員的健康。

荷爾蒙、營養缺乏症與 EMD

　　許多醫學文獻採用的 DHEA 缺乏症的診斷標準，男性為低於180mg/dL，女性為低於 130mg/dL。但這些標準可能太低了，男女兩性的平均值比這些標準要高出很多：男性為 715mg/dL，女性為510mg/dL。不論男女，如果 DHEA 的濃度低於平均值，都意味著腎上腺素的儲備正在逐漸減少。大多數罹患 EMD 的病人，其DHEA 濃度都低於平均值的 50%，沒有一個病人在平均值以上。因此 DHEA 缺乏很常見，幾乎每種主要疾病及 EMD 都有 DHEA缺乏的現象，這意味著有腎上腺疲勞或腎上腺適應不良的問題。

　　鎂離子負責調節細胞膜的電位，也就是細胞上的靜電荷。鎂缺

乏會大幅增加 EMD 患者的敏感性。高達 80% 的女性和 70% 的男性，沒有達到鎂的每日建議攝取量。理論上，我們應該透過攝取適量的蔬果來獲取，但遺憾的是，我們的土壤中缺乏鎂，因此光靠飲食來攝取是不夠的。大多數的慢性疾病都與嚴重缺鎂有關，雖然細胞的鎂含量過低不能做為任何疾病的診斷依據，但 EMD 絕對與缺乏鎂有關。

營養不良在許多慢性疾病中也很常見，特別是慢性憂鬱症患者。人體的必需胺基酸製造了大多數的神經化學物質，因此一旦缺乏胺基酸這種成分，正腎上腺素、血清素、褪黑激素及 β 腦內啡等讓人感到精力充沛的神經化學物質就無法獲得適當的平衡。

現在，有許多科學家認為牛磺酸（taurine）也是一種必需胺基酸。86% 的憂鬱症患者都有牛磺酸不足的現象。缺乏鎂和牛磺酸會引起 EMD 患者的細胞過敏反應，因此對於許多壓力源的耐受度都會偏低。

治療 EMD 的幾種方式

EMD 比其他任何一種疾病都更為常見，而且確實也會伴隨著許多疾病而來。一般來說，EMD 會導致嚴重的抑鬱，而隨著壓力源（包括噪音、營養不良、心理壓力及汙染）不斷增加，個人會逐漸喪失回應壓力的能力，體內平衡也會變得不穩定，DHEA 濃度也會開始下降。

電磁汙染也開始成為一種壓力源。螢光燈、電器用品、電腦、汽車、飛機、收音機、電視與微波爐所發出的電磁波，每天都在轟炸著人類的能量系統；這可能是電磁壓力的主要來源。

威廉‧奧斯勒爵士認為，所有疾病都有一個共同的原因，也就是壓力。壓力性疾病顯示電磁超過負荷，導致心理神經免疫崩潰。EMD 幾乎是所有疾病的一個因素，它會影響邊緣系統與下視丘，導致大腦電平衡失調。EMD 的外顯表現是抑鬱，而且有可能伴隨多重系統的疾病。

以下列出的主要減壓技巧為治療提供基礎，85% 的病人會在多模式的密集治療前兩週產生反應，而 70% 的患者可以達到長期改善的效果。

- 光刺激
- 教育
- 音樂
- 生物反饋療法
- 引導式心像法（guided imagery）
- 自律訓練

補充鎂與胺基酸、恢復 DHEA 正常濃度，以及經顱微電流刺激療法（CES），或是在席利醫生稱為「火環」的十二個穴位使用 SheLi TENS 刺激器，都對恢復健康有幫助。

　　恐懼、憤怒、內疚、焦慮、抑鬱、悲觀、偏見、仇恨、不滿及貪婪都會侵蝕我們的健康。解藥是什麼呢？就是快樂、歡笑、幸福、寧靜、平和、樂觀、寬恕、耐心、包容、慈悲與愛。這些靈性屬性可以促進健康與幸福感，它們會產生 β 腦內啡、良好的感覺、天然麻醉劑、DHEA 及免疫力。培養這些正面的心態、情緒及行為，是任何人都可以實踐的一種靈魂醫療形式。詩人、藝術家、音樂家、小說家與神學家，都是提醒我們要讚頌靈性美德的醫生。

　　從許多慢性疲勞或憂鬱症患者的來信可以證明，在接受神聖治療之後，他們都認為自己痊癒了。由於 EMD 主要是生命能量偏低導致的疾病，因此是靈性疾病的一個主要例子，也是靈魂醫療可以有效發揮作用的病症。就像對抗療法為十九世紀與二十世紀的疾病提供許多好處一樣，靈魂醫療用於治療二十一世紀的常見疾病也非常有用。

第 5 部

靈魂醫療的
未來發展

Soul Medicine of the Future

靈魂醫療正以前所未有的程度，成為醫療保健的一部分，並進入公眾的意識之中。我們所描繪的醫療前景，將不再只是鼓舞人心的願景而已，而是會成為既定的現實。

第 16 章

如何找到適合你的理想治療師

　　如果你有需要治療的疾病，並決定採用靈魂醫療，那麼就會有很多可能的療法和醫生可以選擇。像阿育吠陀、中醫及薩滿巫醫這一類淵遠流長的古老醫學，其實際的治療經驗，比起現代西方醫學足足多了二十倍。你還可以選擇 EFT 敲打與潛意識程式設定這一類的療法，促使改變迅速發生；或是選擇電刺激與觸療，來改善對抗療法束手無策的疾病。

　　在研究過靈魂醫療的各種療法之後，你就可以開始選擇一位醫生或一個醫療小組來協助你的療程。在這個階段做出正確的選擇，會有相當大的幫助。你想嘗試的療法，在你的居住地或許只有一位治療師，但可能也有很多個，因此需要花一些時間來縮小你的搜尋範圍。要做好這件事，方法是什麼？

　　首先，你要對治療師有信心，這一點必不可少。考慮到靈魂醫療的本質，信心比你選擇哪種療法更加重要。我們都知道，大多數的疾病都是靈魂與身體之間中斷連結而引起的，因此清除這些堵塞的具體行動，比你選擇用哪種方式來減少或清除堵塞更重要。針灸師及電磁裝置都可以幫你清除堵塞，重建循環迴路。既然你自己的

意圖與信念是治療過程中最重要的因素，因此必須選擇一位你認為可以有效幫助你的合格治療師。

其次，要與治療師保持積極的夥伴關係。你必須對自己的健康負責，而且你在尋找的，必須是一個能在你的治療旅程上幫得上忙的夥伴。選擇一名你信任又合得來的治療師，在溝通時，你應該要覺得輕鬆又非常具體，而且能夠互相尊重。對方必須能夠讓你完全坦誠，畢竟你要建立的是一種夥伴關係，而且很可能是性命攸關的關係。一段高品質的關係，可以創造及促進療癒。

在做出最後的選擇之前，一定要親自跟你選定的治療師見上一面。這一點非常重要。在他們的專業環境中，你應該要感到自在；比較你們對治療結果的期望。然後檢視自己的身體直覺：跟對方在一起時，你的感覺如何？身體是否覺得緊繃或某個部位特別僵硬？這些反應試圖告訴你什麼？

最後，檢查一下對方的背景資料及從業資格，通常你應該會找到以下一項或多項的合格證書及資歷。

專業證照

這個群體包括醫師（MDs）、整骨治療師（DOs）、針灸師（L.Ac.s），以及護理師。這些專業人員的執業許可非常嚴格。先經過幾年在校學習後，必須再通過嚴格的考試，並在經驗豐富的臨床醫師監督下完成住院醫師的培訓。遺憾的是，常規醫師投入整體

醫療的比例非常低。

合格的從業人員

　　很多肢體療法的從業人員及能量治療師都屬於這一類。相關的執業證書有兩個例子：註冊按摩治療師（Certified Massage Therapists，簡稱 CMTs）及註冊催眠治療師（Certified Hypnotherapists，簡稱 CHTs）。認證標準會因為不同州及不同專業而有很大的差異，有時可能只是完成八小時的課程就能取得認證資格，也可能需要在專業督導下完成三千個小時的實習課程。如果想取得相關資訊，可以上網查詢所在地的認證條件。這樣的事前準備，會讓你對於想尋求幫助的治療師有更多了解，也給了自己更多的安全保障。

治療師

　　有些治療師會先經過大量學習，並在老師的指導下參與治療很多年；還有一些治療師則是自認為有治療天賦。他們可能擁有不屬於任何專業類別的獨特天賦，前面幾章提到的多數靈療師都符合此一描述。他們是真正的靈療師，通常小時候就表現出明顯的天賦。然而，也不乏打著治病幌子來騙人的江湖郎中，因此如果遇到未經認證的從業人員，一定要睜大眼睛仔細檢驗。

　　此外，還有一些跨越好幾個領域的治療師，比如同時領有阿育

吠陀、針灸師及營養專家等多個證照的治療師，這種情形並不少見。治療師往往是一輩子的工作，他們也會對新療法充滿興趣。領有證照的專業人士，每年還需要取得持續教育學分（CEs）。很多治療師都會利用這個機會，研究其他的治療方法。

　　沙志剛在師從中國知名中醫郭志辰之前，就已經是一位備受推崇的內科醫師及針灸師了。他寫道：「我在西安交通大學醫學院拿到了西醫學位。然而，在成為體制內的醫生之後，我很快就發現，西醫對於很多病人的情況無能為力。我意識到若將西醫與傳統中醫整合，可以把這兩種系統的優點結合起來，因此我取得了傳統中醫的證書……我成了郭志辰醫師的弟子。在老師的嚴格訓練下……我的靈性通道被打開了，成了一名具有醫療直覺的人。」[1]

　　治療師有可能已經研究出某種特定的治療模式，但缺乏對你進行深入治療的經驗。在這種情況下，有道德的從業人員會意識到自己專業知識的不足，然後一定將你轉介給能力更高的專家。

推薦與初次面對面諮詢

　　一旦確認過治療師的資格之後，可以多方徵詢意見。大多數的治療專業人士都會提供給你他們以前治療過的病人名單來為自己的治療背書。你的同事、親朋好友及社交圈子，也是可能的消息來源。你的家庭醫師或許也能提供靈魂醫療從業人員的建議，而且他們對於該領域的知識可能會讓你大感驚訝。病友團體、支持團體與

專業社團，都可以為你提供資訊。大多數的學院也會在網上列出執業校友的名單。像是美國整體醫學協會（American Holistic Medical Association）及美國科學醫療直覺委員會（American Board of Scientific Medical Intuition）等團體，也會在網上提供他們執業會員的名單。多多利用網路的搜尋引擎，你幾乎可以找到每個專業領域的從業者名單。

從業者的個別網站也是一個很好的資訊來源。從這些網站中，通常可以知道他們的資歷、專業背景、所受過的培訓、經驗、治療理念、推薦及感言、特定技術的詳細內容，以及在醫病關係中你可以預期什麼。

在搜尋引擎上輸入從業者的姓名，會得到他們的著作列表、近期的新聞報導、列出他們姓名的網站，以及其他許多細節。有一些網站可以讓人發洩糟糕的經歷，經常能夠找到病人的投訴與抱怨。

收費資訊通常不會出現在從業者的網站上，你必須親自打電話到診所詢問。有一些替代療法診所可能健保或其他醫療保險計畫會給付，但大多數都沒有；還有一些診所會提供免費或低收費的初次診療或檢查。

善用你的直覺。別忘了，你有每秒一千一百萬位元以上的潛意識掃描電腦，隨時都在評估！汲取它的智慧。初次諮詢時要問對問題，這能幫助你了解對方是否為最適合你的治療夥伴。

在最初的諮詢過程中，請對你的夥伴候選人完全坦白，知無不言，尤其是與健康問題可能有關的所有面向。明確告知你的期望，

並請治療師坦率地評估未來的治療計畫。如果對方說的話聽起來不太對勁，請馬上反應，並留意他們如何處理這樣的互動。他們能夠接受回饋意見嗎？注意對方的經驗、是否有智慧，以及你的好感從何而來。要注意，善解人意的治療師不見得醫術了得，而有天賦的治療師往往態度不佳，對於天賦較差的人缺乏耐心。

注意他們是否會保留書面紀錄，以及是否會把這些紀錄與其他治療夥伴分享；注意他們花多少時間評估你的療程。把第一次諮詢的所有觀察心得記錄下來，包括正面及負面的資訊。如果你沒有寫日記的習慣，那麼這次的療程會是個好的開始。與治療師的初次諮詢，你要把注意力放在自己的身體、直覺，以及明智的細微觀察上。

正確診斷與治療紀錄

為了獲得準確的診斷，你可能需要多看幾個不同的治療師。你所花的時間和費用，絕對是值得的。正確診斷是治療的第一步，但對某些病症（特別是與 EMD 相關的病症）來說，可能很難從常規的對抗醫療中取得這樣的結果。不過，只要你找對診斷醫師，就一定可以排除明顯的器質性病因。

把合格治療師的診斷當成輔助性評估是可行的，治療師負責病情評估，其目的不是辨別疾病，而是找出能量堵塞的身體部位。堵塞部位可能完全沒有症狀，也可能與出現症狀的部位天差地遠。丹尼爾・貝諾是第一個支持靈性在治療上的角色，並進行有系統的科

學研究及分類的心理醫師。他在一篇名為〈直覺評估概述〉的論文中寫道：「研究報告顯示，許多治療師都曾經準確指出患者身上的問題所在，並能夠直覺地知道應該把手放在患者的哪個身體部位進行治療。患者通常都會提到這樣一個事實：不用告訴治療師，他就能找到正確的部位……有些治療師能夠感覺或看見人體周圍的生物能量場，並從觸覺或患部的能量場顏色來找到治療指引……在過去二十年間，我訪談過數百名治療師與被治療者。在我聽過的故事中，包括許多慢性疼痛、發燒以及常規醫學查不出病因的疾病，這些病症都因為直觀式的評估而得到釐清。」[2]

　　一旦治療開始，隨時都要記住你與治療師是夥伴關係，你們同屬於一個團隊，都在為你的康復而努力。要積極主動，隨時提出問題，只要有你不了解或覺得不對勁的建議，一定要提出質疑。不管失望或成功，都要不忘分享；開誠布公地談論你對治療的期望。取得治療師的電子郵件信箱，方便你透過這種方式跟對方交流，並且了解他收信及回信的頻率。但是不要強人所難，也不要預期你的治療師會用免費的長篇電子郵件來代替實際的看診。他們沒有那麼多時間可以這樣做。

　　讓治療團隊的所有成員都能知道最新的情況，你可以建立一個群組來分享資訊，只要一有新訊息，每個人都能同步收到。這就像熱線一樣，但請節制使用，這一點很重要。因為一旦過度使用，訊息發得太頻繁，治療團隊的成員可能會忽略或錯過其中某個重要的訊息。

　　讓你的醫師知道你正在採行哪些替代療法。比如說，你可能會認為天然草藥很安全，但有些草藥跟藥物一起使用時，可能會產生不良反應，或是你正在服用的藥物有可能會抑制草藥的效果。開給你草藥處方的營養師，必須知道你正在服用哪些處方藥，反之亦然。只有訊息充分的治療團隊，才會是有效的治療團隊。

　　再怎麼聰明的病人，也無法完全了解治療上的所有細節。因此，不要以為你提出來的問題很愚蠢，或是認為一再提出問題的自己看起來很笨。

　　總之，有問題就要問。專業治療師有他們的思維方式及專業用語，他們可能認為自己說得非常清楚，而且他們對所有的治療過程已經熟悉到順理成章，但對你來說卻是全然陌生的，必須花點時間才能理解。因此，凡是不能理解的對話內容，千萬不要隨便點頭，假裝你已經明白了，而是應該一直問到你確定完全了解為止——這才是對自己的健康負責應該有的態度。你才是自己最好的醫生，也是著名的整體醫師格拉蒂斯·麥嘉理（Gladys McGarey）經常談到的內在醫生。如果你已意識到自己的問題主要來自尚未解決的情緒壓力，有一個完整的自我療癒計畫——《無壓力生活九十天》（*Ninety Days to Stress-Free Living*）非常適合你拿來照顧自己[3]。

　　寫日誌來追蹤治療結果，評估你的狀況。要有耐心，所有治療都需要時間才能看到成效。有些治療很快會產生效果，而有些治療則可能在你感覺好轉之前，會變得更糟。請與你的身體重新連結，真正地面對過去五年來被你拋在腦後的功能失調，即使這樣做可能

會讓你感覺更糟糕。整體健康的目標是療癒整個人，而不是瞄準特定的病痛來發射神奇彈藥。靈魂醫療要解決的是最根源的問題，而不只是消除症狀。治療師提供給你的治療時間通常是一個平均數，也就是同樣症狀的其他病人從治療到康復所需要的平均時間。這需要耐心，而學會耐心等待是治療之路一個很重要的部分。

《舊約聖經》說了一個關於亞蘭國（今敘利亞）將領乃縵（Naaman）的故事，乃縵罹患了痲瘋病，全身長滿膿瘡，於是到以色列求問先知，先知給他的指示是：「在約旦河中沐浴七回，你的肉就必復原，而得潔淨。」但急於求成的乃縵沒有耐心，聽完後他很生氣地走了。對於要如何治好自己的病，他有更多更好的主意。最後，當他終於學會耐心，聽從僕人的建議去實踐這個治療計畫後，「他的肉復原，好像小孩子的肉，他就潔淨了」[4]。你也一樣，必須耐心地給治療一段時間，並保持開放的心態。

你的治療夥伴，還要包括訊息及直覺。疾病是一個機會，能夠讓你變得更敏銳、更有覺知，跨越身與心兩個世界，完全融入你的身體，並與靈性同在。這也是一個了解進階療法及運用常識的機會。療癒是靈性之旅的里程碑，擁抱它，讓它成為一個強大的靈性導師來帶領你！

第 **17** 章

突破對抗療法的極限，
尋找一線生機

　　很多國家在目前的醫療體系上投注了大量的金錢，即便這個醫療體系無法維持人們的健康，也無法建立非侵入性的安全技術，更無法在具有共識的生物醫學模式之外再研究出可靠的療法，但我們的社會卻持續地為對抗療法提供資金及支持。

　　對抗療法的醫療與研究，現在大約占了美國國民生產總值的15%。杜克大學的雷夫・史奈德曼宣稱，我們「每年花費超過一兆美元用於慢性疾病末期的急性發作，而在許多情況下，這些病症都是不可逆轉的」[1]。一兆美元相當於美國醫療保健總預算的一半。二〇〇六年，阿肯色州的州長麥克・赫卡比（Mike Huckabee）曾經說過：「今年，通用汽車用於員工及退休員工的醫療保健支出，將超過買鋼鐵的支出。」[2]

　　美國自尼克森總統向癌症宣戰以來，在癌症研究與治療上大約已經花了兩兆美元。對我們這些被幾個零搞到暈頭轉向的人，這是一億美元的兩萬倍。儘管這樣的國家資源分配非常驚人，但美國人死於癌症的比例（按年齡修正後），比起一九五〇年卻相差無幾。

最近的一份報告指出，自一九七〇年代以來，乳癌、攝護腺癌、大腸直腸癌及肺癌等常見癌症的長期存活率，幾乎沒有分毫進步[3]。理查・史密斯（Richard Smith）醫師在《英國醫學期刊》（*British Medical Journal*）發表的社論，提醒我們：「只有 15% 的醫療干預措施，獲得了可靠的科學證據支持。」他接著表示：「這是因為在醫學期刊中，只有 1% 的文章有科學根據；部分原因也是因為很多療法完全沒有經過評估。」[4]

替代療法的療效優於常規療法？

一項針對葛森替代性癌症療法的研究 *，評估了 153 名黑色素瘤患者的五年存活率。葛森抗癌療法的主要做法是經常性地食用新鮮蔬菜，用以消除體內毒素。研究發現，接受葛森療法的癌症第一期與第二期患者，五年存活率達到了 100%；但接受常規療法的患者，存活率只有 70%。至於那些癌細胞已經擴散到原發癌附近部位（即第三期）的患者，接受葛森療法後有 70% 的存活率；而採用對抗療法的患者，五年存活率則只有 41%。至於癌細胞已經擴散到身體各處（即第四期）的患者中，接受葛森療法的人有 39% 活了下來；相較之下，接受常規療法的人只有 6% 的存活率[5]。這樣的

---

* 編按：葛森療法是一種營養療法，由猶太人葛森（Max B.Gerson）博士於一九九〇年代提出。

結果令人震驚，採用葛森療法的癌患，存活率是接受常規化療與放射線治療患者的**六倍**。

達特茅斯醫學院（Dartmouth Medical School）進行的一項研究，則是調查心臟手術康復病人的死亡率。結果發現，有強大宗教信仰基礎及社交活躍的人，存活率是相反族群的十四倍。「耶魯大學針對 28, 212 名年長者的研究發現，很少或從未上過教堂的人，中風機率比每週上教堂的人**多了一倍**」。而另一項針對加州馬林郡（Marin County）老年人的研究顯示，每週參加宗教活動（甚至是偶爾參加）的老人，手術後死亡的機率比不參加者低了 36%[6]。

普渡大學（Purdue University）的研究人員對木瓜植株及果實進行了一系列有前景的研究，木瓜植株含有內酯（acetogenins）這種活性成分，會影響癌細胞粒線體中三磷酸腺苷（ATP）的生產，並抑制供養癌細胞的微血管生長。內酯也是唯一一種經過研究證明，能夠有效抑制多重抗藥性乳癌細胞的化合物[7]。普渡大學後來還做過幾項類似的研究，但這些研究與上述的葛森療法研究，只是極少數立場中立地比較替代性自然療法與常規癌症療法的研究。

我們已經聽過數以百計的療癒故事，這些病患在採用觀想、祈禱、信仰治療、電磁刺激、順勢療法、生物回饋、改變生活方式、優質營養、情緒治療、草藥、經絡療法及其他形式的靈魂醫療後，病情都得到了很大的改善。

南茜的經歷，是其中令人印象最深刻的故事之一。一九七二年，她被診斷出罹患第四期子宮頸癌，癌細胞已經轉移到其他幾個

身體部位。醫生告訴她,她只剩下幾個月的日子了。

在南茜被確診癌症的那個年代,還沒有癌症支持團體,替代療法也被大力鎮壓。那時候,癌症替代療法的診所會被取締,治療師會被捕入獄,相關研究非常罕見、也很難執行;關於如何從可怕的轉移性癌症中存活下來,相關書籍和文章更是難得一見。

不想做化療與放射線治療的南茜,聽說有一種稱為創造性觀想的技巧。她是一個意志力堅定的人,她的理由是:「既然是我的身體創造出來的東西,當然我的身體也具有摧毀它的力量。」她決定要嘗試一下創造性觀想。

她辭掉了工作,開始全心全意地照顧自己。在休息過後,即便身體疲累,也試著做一些能力可及的運動,而且對於飲食更加小心。她觀想著體內的癌細胞被白色的小星星吞噬,觀想每天都有很多星星掉落在她身上。每一次,當一顆星星接觸到一個癌細胞時,就會把細胞刺破,而死掉的癌細胞會從她體內排放出來。

她會泡澡幾個小時,想像癌細胞被星星沖走。除了照顧好自己,以及那些白色的小星星之外,她什麼都不想。

她開始感覺到身體越來越好,胃口變好,散步的時間也拉長了。她的焦點逐漸從眼前的求生目標,轉移到描繪自己的未來,夢想著自己未來幾年可以追求的目標。

三個月後,她精神奕奕地回診了,做檢驗時,她對結果沒有一絲焦慮。當檢驗結果出爐時,醫生大吃一驚,因為她的癌細胞全都消失了,就像她預期的一樣。此後十多年,她一直持續跟其他人分

享她的故事。南茜現在還是非常健康，癌症一直都沒有復發。

　　觀想是非常私人的，當患者觀想的畫面能夠說服意識與潛意識時，效果最好。還有一名男病患觀想的是「形狀像白色兔子的免疫細胞在橘色的癌細胞胡蘿蔔田裡飽餐一頓」，這些精心的觀想特別迷人的一點是，創造出這些觀想的人在醫學發現癌細胞消失之前，自己就已經知道了這個事實。有一天早上，觀想出免疫細胞白兔子的那個男病人發現他「找不到可以餵飽所有兔子的胡蘿蔔了。不久後，他的醫生告訴他，他身上的癌細胞消失了」[8]。

靈魂醫療對個人及社會的珍貴價值

　　社會對靈魂醫療的無知，付出了昂貴的代價。例如，員工因為身體不適而請病假或工作表現不佳，可以造成數十億美元的損失。在美國，因此導致的經濟損失非常可觀：持續的慢性疼痛使美國經濟每年損失約一千億美元，其中包括醫療費用、稅收損失、社會福利及殘障津貼，以及員工因疼痛所造成的生產力低落[9]。最後一個因素也被稱為「假性出席」（presenteeism）＊，根據《美國醫學會雜誌》的資料，光是這個因素每年就會造成美國經濟六百一十億美元的損失[10]。在每年約有四千萬次的就診紀錄中，疼痛是最常見的

＊ 編按：抱病勉強上班會導致生產力下降、工作效率低落，因此被稱為假性出席或低效出勤。

原因 [11]。平均來說,慢性疼痛患者的疼痛期間大約是七年,經歷過三次大手術,所產生的醫療費用在五萬到十萬美元之間 [12]。根據英國衛生部門的估計,英國每年僅僅因為背痛就損失了一千一百萬個工作日 [13]。在席利診所,我們發現有慢性疼痛問題的患者,50% 都能從經濟實惠的 TENS 設備獲得緩解;而另外 35% 的患者,則能從更多類型的靈魂醫療方式獲益。

在比爾‧莫耶爾(Bill Moyers)的美國公共電視台紀錄片《療癒與心靈》(*Healing and the Mind*)所錄製的腦部手術中,一位將進行腦部手術的病人並未接受對抗療法不可或缺的全身麻醉,而是用針灸來麻醉及止痛。腦部手術的過程中,病患一直都是清醒的,但沒有痛感,甚至還能夠與醫護人員交談 [14]。一九六〇年代末,本書共同作者諾曼‧席利也曾經使用 TENS 裝置進行過類似手術。這些結果顯示,使用靈魂醫療的效果完全超出對抗療法可以達到的程度。

一項劃時代的傷口癒合研究中,在二十三名男大學生的肩膀上做了深度切口。實驗組接受觸療,讓治療師把手放在傷口上,用能量來治療傷口。對照組沒有接受能量治療。在此研究的初期階段,觸療組學生的傷口癒合率達到了 94%,而對照組只有 67% [15]。像這樣的實驗顯示,能量醫療技術取得了明顯的效果,而這些結果是任何生物醫學模式都無法解釋的。

能量心理學也顯現出了類似的重大益處。研究顯示,它對恐懼症、憂鬱症、焦慮、肥胖、疼痛及創傷壓力症候群都很有效 [16]。請記住,這是一種免費的技巧,只需要花幾分鐘就能學會,而且在幾

秒鐘內就能緩解症狀。然而，儘管這項技巧有很大的效益，而且比起效果相同的藥物，成本根本低到可以忽略不計，但它仍然沒有吸引到大規模的研究經費。

一九九九年初到二〇〇四年底所進行的一項大規模研究，比較了常規醫療與 CAM 療法（輔助及替代醫學）的成本效益。由於對替代醫療的研究有限，因此他們可以用來比較的疾病也受到限制。即便如此，他們還是發現 CAM 療法每次都比常規療法更具成本效益，用來比較的疾病包括帕金森氏症、偏頭痛、頸痛、壓力管理、大腸激躁症及其他病症[17]。

你可能會認為，鑑於靈魂醫療與替代療法在癌症、疼痛及傷口癒合所取得的成功，社會應該會考慮把兩億美元的醫療經費重新分配，甚至大多數投注在靈魂醫療的各種療法中。你也可能會以為，科學家會花大量精力來研究像南茜這樣的案例，努力探討這種神奇治癒力的來源。

你錯了。先前提到的葛森療法研究，還是少數幾個把常規療法與替代療法拿來比較的研究之一；而每年花在靈魂醫療研究的經費仍然只有幾百萬美元，不到常規醫療的百分之一。

如果我們把美國國立衛生研究院的圖表當作起點，患者每年在 CAM 療法上大約花了三百四十億美元，而美國的全年醫療總支出是一點八兆美元，這意味了用在 CAM 療法的錢不到醫療總支出的 2%。對比於獲得 98% 以上資金的對抗療法，CAM 僅分到了非常小的一部分，從這裡可以看出嚴重的失衡狀態。

　　我們的社會，就像是一個試著改進引擎的人。在過去的半個世紀，為了改進引擎，他每年都要花一千美元。他一再地相信，自己有好多次都快要有所突破了，但事實上，引擎運作的效率仍然跟五十年前差不了多少。

　　然後他花了二十塊錢和九十分鐘，進行了一項名為「葛森引擎」的簡短實驗。結果發現，這種引擎的效率是現有引擎的六倍。他驚訝地揚起了眉毛，接著聳了聳肩，把葛森引擎放在一邊，轉身繼續搗鼓每年花一千美元的失敗作品。

　　勞瑞・杜西醫師表示：「現代醫療已經成為我們社會上靈性最貧乏的一種職業……由於我們是如此徹底地否認治療上的靈性成分，因此歷來大多數的治療師可能會將我們現在的專業視為剛愎自用，並因為我們壓榨生命及壓抑心靈天賦的方式而感到震驚。」[18]英國社會醫學教授湯瑪斯・麥克恩（Thomas McKeown）提醒我們，在最近幾個世紀，人類壽命的延長只有 8% 可歸功於現代科學的「奇蹟」，其他的 92% 則是牛奶的殺菌、水的氯化、改善汙水控制以及營養改善等原因的貢獻[19]。現代醫學在延長壽命方面收效甚微，在提高生活品質上做得更少，而靈魂醫療則在這兩方面都能堅守承諾。然而，為了讓研究與治療資金的比例轉向有效的靈魂醫療，必須先改變社會的焦點，但在這一點上卻進展緩慢。在此期間，很多生命正在消逝，並遭受到不必要的痛苦。所幸，鐘擺已經開始逐漸朝向另一個方向擺動了。

靈魂醫療從業者的認證標準

我們認為能夠加速改變的其中一個因素，就是建立一個大家都能接受的靈魂醫療從業者認證制度。認證能給予患者信心，讓他們知道這些執業者已獲得了包括必要技能的基本培訓，也通過了基本能力測驗。

在一個半世紀以前，美國醫生就藉著一八四七年建立的美國醫學協會（AMA）落實了這個目標。來自二十八個州的兩百五十名代表，出席了在賓州費城自然科學學院（Academy of Natural Sciences）召開的首次會議。在第一次會議上，代表們推選納薩尼爾・查普曼（Nathaniel Chapman）擔任主席，並採用了醫學倫理守則、醫學預科教育的國家標準及醫學博士學位的實施細則。一八八三年，著名的《美國醫學會雜誌》首次出刊 [20]。心理學家起而效尤，在一八九二年成立了美國心理學協會（APA），但直到 APA 董事會在一九二〇年代中期收購普林斯頓大學心理系教授霍華德・瓦倫（Howard Warren）所發行的期刊（包括《心理學評論》及《實驗心理學期刊》）後，APA 才開始有了統一的發聲管道。當《弗萊克斯納報告》大規模摧毀對抗療法的競爭對手後，AMA 的方法就成了主要的治療手段。

一九五〇年代，整骨療法的專業人士開始複製這個過程。首先是美國脊骨神經醫學會（American Chiropractic Association，簡稱ACA）的教育主任約翰・紐根特（John Nugent），力促脊骨神經

醫學院的負責人把標準提高到聯邦認證所要求的程度。一九五二年，紐根特首次與美國教育部取得聯繫。漸漸的，基礎科學的講師被要求必須具有更高的學位，而兩年制的文理學院學程則被當作入學標準。一九七一年，ACA 在喬治・海恩斯（George Haynes）博士的領導下，成立了獨立的教育委員會，稱為脊骨神經醫學教育委員會（Council on Chiropractic Education，簡稱 CCE）。經過不懈的努力後，CCE 終於在一九七四年收到美國教育署長的信，通知 CCE 將被列入「國家認可的認證機構及協會名單」。當時，有 4,812 名學生在美國脊骨神經學院就讀。其中規模最大、歷史最悠久的是帕爾莫學院（Palmer College），共有 1,965 名學生；而規模最小的是西北學院（Northwestern College），僅有 130 名學生。除了帕爾莫學院之外，沒有一所學院的學生人數超過 600 人 [21]。與此同時，脊骨神經學的整骨治療師也在與美國醫學協會進行法律攻防戰，因為美國醫學協會一味地要將整骨療法歸類為非法治療。一九七八、一九八〇、一九八六及一九九〇年，美國醫學協會相繼被脊骨神經科醫師控告違反聯邦反托拉斯法，最終雙方達成和解。

　　如今，靈魂醫療也面臨類似的處境。研究經費與機構的發展動能要取得平衡，顯然與現有的醫療專業息息相關，而現實是靈魂醫療在消費者與醫療專業人士中越來越流行。在費城，也就是見證 AMA 成立的同一個城市，賓州大學與替代醫療學校泰蘇菲亞學院（Tai Sophia Institute）合作了一項計畫，把 CAM 的知識傳授給醫學生。根據美國醫學院協會（Association of American Medical Colleges）的統計，全美一百二十五家醫學院中，超過 95% 的學校都要求增設 CAM 課程 [22]。如今，由於消費者必須自掏腰包支付不包含在健康保險內的替代醫療費用，而且往往收費不低，因此醫生在擬定治療方案時，必須先知會病人。

除了透過全國委員認證計畫（例如目前已經存在的整體醫學博士體制）來認證個別從業人員之外，我們認為對培訓靈魂醫療從業人員的教育機構進行認證，也是必要的早期措施。本書的兩位作者都出身自好樂斯大學神學研究所，這是幾個提供神聖治療課程的機構之一；令人驚訝的是，這些機構的學員人數與組成，都與三十年前脊骨神經醫學院的發展如出一轍。

依照我們的主張，應該要建立國際認可的通用學位，例如能量醫學文憑（Energy Medicine Diploma，簡稱 EMD）。我們建議建立一套通用的專業倫理守則，並呼籲為提供靈魂醫療課程的單位建立一個認證機構。一旦學生在經過認證的合法學校完成畢業要求，其中包括六十個小時的研究生基本課程（大約四個全日制學期）以及大量的實習課程，就能取得能量醫學專科醫師的證照。經過委員會認證的筆試與口試，以及完成住院實習之後，就能取得靈魂醫療臨床執照的許可。而想獲得 EMD 錄取資格，至少需要完成兩個學年的本科課程（六十學分），或者在美國教育部認證的機構中取得註冊護理師或醫師助理的證書。這些課程可以分別在不同機構學習，讓每個機構負責教授最拿手的專業科目，然後再整合成一個由靈魂醫療認證機構管理的單一學程。

　　以下是靈魂醫療必修課程的其中一個可能組合：

1. 解剖學與生理學

　　學習人體結構及功能，並特別強調傳訊系統：生物化學、神經、內分泌、電磁及動覺（kinesthetic）[*]。

2. 靈魂醫療模式

　　概述靈魂醫療的所有類型，以及每種療法的原理、應用與局限，還有與每種療法相關的科學研究。在可能的情況下，應該盡量向學生示範每一種療法，比如芳香療法、順勢療法、光色療法、肌動學（kinesiology）、電療、針灸、觸療、禱告、靈性能量學，以及營養生化學等。

3. 人體能量解剖學

　　這是一門檢視人類生物能量系統特徵的學科，側重於這些系統之間的相互作用，以及了解每種系統可以運用哪些療法。課程包括身體、情緒、心理及靈性干預之間的連結、脈輪系統、身體心理學（somatic psychology）及療法，並由合格的專業從業人士示範。

---

[*] 編按：即運動感覺，反映身體各部位的位置、運動以及肌肉的緊繃程度。

4. 神經學、心理學、免疫與基因表達

能量系統會以各種方式與身體結構相互作用，特別是透過免疫系統、情緒狀態、意圖與信念。這門課程講述基因在受到這些系統影響時會如何表達，並讓學生掌握到心理神經免疫學的基礎知識。

5. 靈魂醫療史——東方、西方及各地原住民文化

不同的社會各自發展出屬於自己的治療文化，這門課程除了檢視不同社會的治療方式之外，也考慮到其中的共同模式。本課程要讓學生認識世界各地所發現的醫療保健體系，並回顧西方醫療的整體標準、要求及期望。此外，也解說各地原住民文化中的靈性治療傳統，包括巴西、中國、夏威夷、阿育吠陀及美洲的印第安文化。

6. 直覺醫療

學生將會學習到有哪些阻礙天生直覺能力的個人障礙，並認識到有哪些方法可以改變他們接收、反應及適應壓力狀況，以排除所有可能會抑制直覺印象的障礙。課程內容包括：針對每個學生去調整個人的直覺風格；透過各種直覺練習，讓學生探索直覺的實際應用；認識自己的身體及跟身體對話，以及把這種方法應用到其他人身上；學習身體掃描（body scanning）的基本技術與應用，以及身體掃描與基本生理學的關係。最後，再讓學生應用真實病例中的醫學診斷來練習自己的技巧。

7. 靈魂醫療與近代科學

學習研究使用的統計方法、評估研究品質，並列出研究出處及數據庫，然後再檢視相關研究的最新出版品、學者及研究機構。

8. 能量心理學

了解身體如何接收、傳遞及處理情緒，以及憤怒、悲傷、內疚、焦慮及抑鬱等負面情緒在我們的成長過程中發揮哪些重要的作用。授課內容強調意識與情緒過程之間的關聯，並意識到疾病可能是促成改變的強大催化劑。在實際應用上，會教授以經絡為基礎的能量心理學技巧，例如 EMDR（眼動減敏與歷程更新療法）、指壓、EFT（情緒釋放技巧）及 TAT（塔帕思穴位指壓療法）。每個學生可以選擇其中一種能量心理學技巧，接受深度指導。

9. 靈魂醫療從業者的職業道德標準

介紹每種療法的道德標準，以及有關靈魂醫療專業道德的統一聲明。讓學生認識到整體療法的重要性、診斷的價值，以及可能有哪些診斷困難的情況。教導學生了解藥物的交互作用，以及處方藥、草藥和自然療法之間的交互作用。提供專業資訊的權威來源。在治療病人的能量系統前，要取得明確的許可。進行合乎道德的行銷與商業活動，以及保持醫病之間的專業界線。

10. 實習

　　進階實習的目的，在於讓學生能夠在指導老師及贊助者的指導下，實地展現某種特定靈魂醫療形式的專業能力。學生需要完成一份實習日誌，並準備一篇學術論文，總結他們實地研究的發現與心得。實地研究也可能包括為日後的論文研究或畢業論文做準備的前導研究計畫。

認證協會與住院實習

　　一旦學生在合格的機構完成包含這十門課程或類似課程之後，就可以參加協會的筆試及口試。筆試會採用標準化的測驗形式，以充分評估學生對於上述課程所有知識的掌握程度。

　　最後，想要獲得能量醫學治療師（EMD）資格的學生，還要通過一組考官的口試。到了這個階段的學生，在取得證照並進行獨立的臨床治療之前，可以在具有證照的專業人士督導下，先行執業一段時間，也就是所謂的住院實習。除了接受合格能量醫學治療師的指導之外，在住院實習期間，治療師也可以接受其他領域的專業人士（例如醫學博士、脊骨神經醫師及合格針灸師）指導。通過測驗的醫學直覺者與直覺顧問，統一由美國科學醫療直覺委員會授予執業執照。

　　這樣的規畫與現有課程非常契合，而且有足夠的彈性，既能融

入大學教育體系，也能接收攻讀碩博士的學生。這些課程，全都可以在攻讀碩士或醫學博士學位時完成。以上的大多數課程，已成為好樂斯大學及其他機構取得進階學位的核心要求之一。因此，畢業生可以同時取得醫學博士學位及能量醫學文憑。

　　這樣的認證規畫非常靈活，幾乎適用於所有靈魂醫療模式的專業化。一名能量醫療師可以去針灸學校研習並取得正式文憑，在執業時採用針灸為主要的治療形式之一，知道何時及如何結合不同的靈魂醫療形式來達成有效的輔助治療。這樣的畢業生既是能量醫療師，也是合格的針灸師。想成為能量醫療師，也可以選擇專攻芳香療法或應用肌動學，畢業後就是能量醫療師及應用肌動學家。

　　隨著擁有 EMD 學位的專業人士成功為病患提供治療，為臨床研究做出貢獻，在機構任教，在專業會議上演講，在同儕審核的專業期刊發表研究成果，或是寫書來增廣專業知識，靈魂醫療的領域將會獲得更高的知名度與信譽，隨之而來的將會是充足的研究經費與口碑。對於許多對抗療法束手無策的病症，靈魂醫療在緩解及治療上往往都能不負所託。

　　目前已經有好幾所大學教授以上的大多數課程，這些學校都列在靈魂醫療研究所的網站上。還有一些傑出的能量醫學認證課程，例如大衛‧費恩斯坦與唐娜‧伊頓夫婦所開發的伊頓能量醫療（Eden Energy Medicine）；能量心理學則有 ACEP（Association for Comprehensive Energy Psychology，綜合能量心理學學會）提供的全面認證課程。二〇〇八年，ACEP 有三百名畢業生，伊頓能量醫學的

畢業生數目也差不多。我們期望看到這些早期的努力能夠發展成公認的標準，一套用於能量心理學、一套用於能量醫學，兩者有許多共同的課程及概念。

　　除了美國，其他國家也在持續推行認證工作。紐西蘭的醫師打算把能量心理學納入全國醫學協會的一個部門；在土耳其的安卡拉大學，能量心理學是所有心理系大學部學生的必修課程。這些進展雖然緩慢，但可以肯定的是，靈魂醫療正在為有需要的人提供合理的治療，並逐步取得其應有的地位。

第18章

心靈力量是醫療的明日之星

　　一八九九年，威廉・詹姆斯的心理學家同事雨果・孟斯特伯格（Hugo Münsterberg）寫道：「我們的時代渴望一次新融合，等待科學來滿足我們對世界觀的更高需求，將我們分散的經驗合而為一。」靈魂醫療的核心理論就是將多種治療形式合而為一，而今日的科學也在不斷地驗證靈魂醫療，這在幾年前是不可能發生的事。詹姆斯・歐什曼說：「生命力與治療能量的概念，一直是科學史上爭論最激烈的議題之一……要實現電磁醫學不可限量的前景，我們必須克服過往教條的束縛與褊狹，以及克服我們對於無形力量的恐懼。至於改變的速度，則取決於我們每個人……當然，對於一個已經習慣使用無形電流驅動晶片的電腦來處理大量工作的社會……有無形力量在調節及協調身體這件事，應該不會覺得太嚇人才對。」[1] 如今，隨著一項又一項的研究為我們指出靈魂醫療的效用，科學正以不可抗拒的力量驅使著我們去克服過去對於靈魂醫療的恐懼。

　　這也影響了一些科學家的信仰體系。二〇〇五年底，在《科學與神學新聞》（Science and Theology News）發表的一篇名為〈靈性在科學家之間崛起〉（Spirituality Soars Among Scientists）的文

章中，作者莉・普蘭特（Lea Plante）總結了萊斯大學（Rice University）博士後研究員依蓮・艾克倫德（Elaine Ecklund）的一項研究結果。該研究調查了二十一所機構的 1,600 多名科學家，並以瑜伽、冥想、經文誦讀及禱告等指標來衡量受訪者的靈性程度。不同於科學家必定是無神論的普遍刻板印象，她發現靈性「對美國頂尖大學的多數科學家都很重要」。由於有越來越多的科學證據證明靈魂醫療的效果、神性的直接經驗，以及當代社會日益高漲的靈性導向，「靈性科學家」的人數一直都在成長。在這種趨勢下，未來研究中所具有的靈性成分必定會增加，同時也讓醫學及社會更加意識到靈魂醫療的經驗基礎[2]。

科學家與靈性不再壁壘分明

湯姆・詹尼斯（Tom Janisse）醫師是凱薩醫療機構的《醫療期刊》（*The Permanente Journal*）的出版人，他表示：「凱薩醫療集團的醫生健康部門製作了一支名為『醫學正念』（Mindfulness in Medicine）的教育錄影帶，專門教忙碌的醫生及醫療保健專業人員如何做正念練習。臨床醫生解釋，專注於呼吸及身體覺知、非批判性的回應，以及擺脫時間控制等練習，如何改善了他們的工作與個人滿意度。」[3]禱告、冥想及其他提高意識的練習，在醫療界變得越來越普遍。

到了今天，禱告在醫生之間的普及程度已高到令人驚訝。猶太

神學院於二〇〇四年十二月完成了一項包括 1,087 名醫生的研究，這些醫生信奉的宗教不一，包括天主教徒、新教徒、猶太教徒（分為正統派、保守派及改革派，以及在文化上認同但並非嚴格遵守教規的猶太人）、伊斯蘭教徒、印度教徒及佛教徒。

　　調查結果發現，受訪醫生中約有三分之二認為禱告很重要，有四分之三的人相信現在仍會有奇蹟發生。在每個宗教群體中，除了非嚴格遵守教規的猶太人，有超過 50% 的醫生相信現今仍會出現奇蹟。而在某些群體（例如正統派猶太教徒及各種派別的基督教徒）中，受訪醫生相信現在仍會發生奇蹟的人更高達 80% 以上。

　　有三分之二的醫生表示，他們會鼓勵病人禱告，理由是他們相信這對病人的心理有益，或是他們相信上帝會回應這些禱告，又或者兩種理由都有。有半數的受訪醫生表示，他們會鼓勵病人讓其他人代禱，還有半數的受訪醫生說他們自己會為所有病人禱告；而近 60% 的醫生說，他們會為個別病人禱告。此外，至少有三分之一的醫生（包括每種宗教群體）表示，他們曾經親眼看過病人奇蹟痊癒——即使該群體中會為病人禱告的醫生比例遠低於三分之一[4]。從調查結果可以發現，禱告已經正式走進醫院了。

　　這項調查有一個驚人的發現：50% 到 80% 的受訪醫生（包括那些信仰薄弱的醫生）都相信，即使是現在這個時代，奇蹟仍然可能發生。有很多關於健康突然獲得戲劇性改善的例子，但這種情形一直都沒有經過充分的研究，因為這些案例通常會被視為反常的特例。亞歷山大・伍德考克（Alexander Woodcock）與蒙特・戴維斯

（Monte Davis）在合著的《劇變理論》（*Catastrophe Theory*）中指出：「構成三百年科學基礎的數學，雖然強大且成功，卻助長了人們對改變的片面看法。這些數學原理非常適合用來分析連續的定量變化，例如行星繞著太陽的平滑曲線路徑、氣體受熱與冷卻時不斷變化的壓力，以及血液中荷爾蒙濃度可量化的增幅。然而，還有另一種變化不太適合數學分析：突然破裂的泡泡、從冰的熔點到水的冰點之間不連續的過渡，以及當我們搞懂一個雙關語或文字遊戲時，在心智上產生的量子躍遷。」[5]

　　靈魂醫療所帶來的變化，對舊的治療模式來說簡直像是奇蹟般地不可思議。病人可以擺脫憂鬱症、經歷癌症的快速緩解、從創傷中迅速恢復、瞬間擺脫童年創傷，以及在一夜之間就變得精神奕奕。我們舊有的治療模式，擅長處理的只是治療光譜上的一小部分；而它們所能感知到的，也只限於光譜上的那一小部分。遇見奇蹟時，它們就潰不成軍了。舊有的治療模式就像是盲人參觀美術館，只能聽到其他人走在打蠟地板上的聲音，以及他們發出的讚嘆聲，完全理解不了周圍所發生的現象。

　　醫療保健的支出，也推動著現代醫學向能量治療靠近。西方社會當前的醫療保健支出的水準，是無法長久如此下去的。製藥商受利潤驅使，將會處理越來越多的客訴，推銷越來越貴的藥品，但就財務動機來說，健康維護組織（HMO）的目標卻是相反的：會員越健康，他們的支出就越低。因此，如何保持健康才是健康維護組織感興趣的議題，在本質上就與製藥商背道而馳。基於這個理由，

我們可以預見未來幾十年，這兩大巨頭之間將會爆發巨大的衝突。像凱薩醫療機構這樣的健康照護中心，會提供病人氣功、瑜伽、減重及戒菸課程，其中一些課程還使用 TAT 療法、EFT 敲打及其他能量心理學的干預措施，根據臨床研究顯示，這些措施的效果是傳統保健方法所難以企及的[6]。凱薩醫療機構正以爆炸性的速度發展，已然成為低成本醫療照護的領導者。隨著 HMO 開始評估患者採用能量療法後的健康狀況，必然會越來越支持這些治療方式，並很大程度地引起製藥商的注意與震驚。

在醫療保健支出方面，另一股強大的力量是各大企業。《財星》（*Fortune*）雜誌估計：「如果一家公司在保健計畫上每投資一美元，就能節省三美元的醫療費用。」[7]企業意識到，健康的員工就是生產力，因此他們與 HMO 的目標一致，也就是讓人們更健康。他們在員工健康計畫上投資了數百萬美元，一旦他們分析並發現 EFT 敲打與其他能量心理學療法確實有減壓效果時，就會迅速採用這些方法。透過電子郵件進行病毒式行銷，已經讓 EFT 網站成為網路前三大替代醫療健康網站之一了。

未來醫療的新趨勢

人們都喜歡有效的方法。二〇〇五年，美國國立衛生研究院進行了迄今為止規模最大且最全面的一項研究，調查了約 31,000 名美國成年人。研究發現，有 36% 的人在過去十二個月曾經使用過

輔助及替代醫學（CAM）。如果將禱告也納入 CAM 的定義，這個數字會上升到 62%[8]。靈魂醫療正在以五個世紀以來前所未見的程度，成為醫療保健與公眾意識的一部分。白宮輔助及替代醫學政策委員會（White House Commission on CAM policy）成員詹姆斯・高登（James Gordon）與他人合作撰寫了一份報告，希望能「對二十一世紀的醫學產生深遠的影響」，就像《弗萊克斯納報告》對二十世紀的影響一樣。在這份報告中，一個專家小組主張在常規醫學之外，還要有「輔助及替代療法的非醫學博士培訓課程，其中包括整骨療法、針灸、自然療法、草藥及按摩。國會立法得到兩黨不同尋常的支持，反映了這個運動的廣泛影響與力量。由美國國立衛生研究院贊助的研究，探討了十年前或甚至五年前被忽視或蔑視的療法，目前該研究正在許多頂尖的學術醫療機構中迅速進行著」。報告還建議：「採取立法措施，能夠讓這些療法及其培訓充分發揮效用，成為醫療與其他專業教育不可分割的一部分。」

在幾年內，我們所描繪的靈魂醫療前景，將不再只是一個鼓舞人心的願景而已，而是會成為既定的現實。當我們看著美國內戰時期的黑白照片，一定會對照片上的外科醫生沒有使用麻醉劑，直接用木鋸鋸掉被炸爛的四肢感到不寒而慄，並納悶在沒有核磁共振造影、心電圖、盤尼西林及奎寧的時代，人們是如何生存下來的。

然而，如果過了十年、二十年後，我們回過頭來看今天被視為正常的醫療程序時，同樣也會感到震驚不已，並感嘆乳房切除術的野蠻、對抗憂鬱藥的迷信、化療的原始、長期心理治療的徒勞無

功，以及濫用消炎藥的無知。我們將會驚訝地發現，在沒有藥物的強力介入後，自體免疫疾病竟然能夠不藥痊癒。令人印象深刻的一點是，一旦病人放棄對自身健康的責任，就會仰賴匆忙、過度負荷及非個人化的醫療照護體系。

　　未來，我們將會有一系列的新工具可以使用：可以快速改善長期憂鬱症的非侵入式能量治療技術、可以減輕疼痛且無副作用的電療設備、已被證明可以顯著改善癌症的輔助技術組合，以及可以在疾病出現之前，就準確地查出能量模式變化的精密能量測量儀器。一個多世紀以前，愛迪生就已經預言了電磁治療能夠引出人體內與生俱來的治療資源：「未來的醫生將不再用藥。」[9]昨日的奇蹟成了今日的科學。

　　未來，對抗療法的醫生將會繼續在治療殿堂上占有重要的一席之地，不過他們會跟其他治療師在平等的專業基礎上並肩合作。那時候，可能還會有看起來像德蕾莎修女一樣、身材嬌小的老太太，在探望病人時用禱告能力來創造奇蹟；可能會有一個精力充沛、頂著刺蝟頭的年輕針灸師，用針幫病人活化能量迴路；可能會有專攻觀想及肯定技巧的靈性心理師，針對特定病患使用確切的文字與圖像，強而有力地進行潛意識溝通；可能會有穿著白大掛的 EFT 治療師，辨別並釋出一層又一層妨礙病人恢復健康的內在創傷。護理師將會接受培訓，學習如何引導病人找到最可能幫助自己的治療師。事實上，我們還預測未來專科護理師 * 將會成為醫療保健的主要提供者。醫院可能會看起來更像寺廟，有鼓舞人心的名言、藝術

品，還有豐富的顏色及聲音，而不再是冷冰冰、毫無人情味的一座建築物 [10]。

鐘擺才剛剛開始朝著靈魂醫療的方向擺動，為其擺動增加動能的力量，包括舊醫療體系的耗竭、不可能的龐大醫療成本、對許多系統性疾病無能為力、缺乏靈魂，以及病人對於靈魂醫療的熱情。我們相信，儘管目前這個運動看起來微不足道，但不能否認靈魂醫療是一個強大的趨勢，正在迅速改變當前對於健康的各種假設。我們的下一代將會擁有我們只能想像的許多健康選項，即便他們還是生活在一個人滿為患、過度負荷的星球上，但有了靈魂醫療，他們將會活得更健康。

---

* 編按：Nurse Practitioners，一種介於註冊護理師及醫師之間的資深護理師，在美國可以獨立開設護士門診。

致謝

　　我們由衷感謝以下的同行審稿人，為我們的初稿提供真誠又寶貴的意見：

雷夫・布倫姆（Ralph Blum）

勞瑞・杜西（Larry Dossey）醫師

傑洛琳・甄德洛（Geralyn Gendreau）婚姻與家庭治療師

嘉百莉・希爾柏格（Gabriele Hilberg）博士

吉妮・豪斯（Jeanne House）文學碩士

大衛・米勒（David Miller）脊骨神經科醫師

凱若琳・密思（Caroline Myss））博士

安・南利（Ann Nunley）博士

鮑勃・南利（Bob Nunley）博士

湯姆・史登恩（Tom Stern）醫師

　　同樣要感謝我們所遇見的許多治療專家，他們的工作及話語鼓舞並啟發了我們。特別要感謝的是曾經在我們研究時不吝給予幫助

的人，以及因為個案研究及技巧，被我們寫進本書內容的那些人。
還要感謝我們家人的支持和愛，提供我們一個安靜的工作空間來寫
稿，特別感謝安琪拉・丘吉（Angela Church）與吉妮・豪斯的無條
件支持。

參考書目

第1章　當靈性與科學相遇

1. Robins, Eric (2004). *The Heart of Healing* (Elite: Santa Rosa), p 281.

2. Barrett, Stephen (2003). A close look at naturopathy www.QuackWatch.org. Dec.

3. Lipton, Bruce (2005). *The Biology of Belief* (Elite: Santa Rosa), p 62.

4. *Science* (2001). Epigenetics special issue, 10 Aug, 293:5532.

5. Maret, K. (2005). Seven key challenges facing science. Fall, p 2.

6. Lipton, Bruce (2005). 引用自 Ardagh, Arjua, in *The Translucent Revolution* (Novato: New World Library), p 328.

7. Laslo, Ervin (1995). *The Whispering Pond: A Personal Guide to the Emerging Vision of Science* (Shaftesbury: Element Books).

8. Jeans, J. (1930). *The Mysterious Universe* (London: Longmans).

9. Lipton, Bruce (2005). 引用自 Ardagh, Arjua, in *The Translucent Revolution* (Novato: New World Library), p 341.

10. Oschman, James (2003). *Energy Medicine in Therapeutics and Human Performance* (Edinburgh: Butterworth Heineman), p 318.

11. McBride, J. L., Arthur, G., Brooks, R., Pilkington, L. (1998). The relationship between a patient's spirituality and health experiences. *Family Medicine*. Feb 30(2), p 122.

12. Powell, L. H., Shahabi, L., Thoresen, C. E. (2003). Religion and spirituality: linkages to physical health. *American Psychologist*. Jan 58(1), p 36.

13. Oxman, Thomas E., et al. (1995). Lack of social participation or religious strength and comfort as risk factors for death after cardiac surgery in the elderly. *Psychosomatic Medicine*. 57:5-15.

14. Schlitz, Marilyn (2005). The latest on prayer, touch and healing. *Spirituality and Health*. Nov/Dec p 35.

15. Dossey, Larry (1997). *Prayer is Good Medicine* (San Francisco: HarperSan-Francisco).

16. Dossey, Larry (2005). Non-local consciousness and the revolution in medicine in Healing our Planet, *Healing Our Selves* (Santa Rosa: Elite Books) p 153.

17. Institute of HearthMath (2003). *Emotional Energetics, Intuition and Epigenetics Research* (Boulder Creek: Institute of HearthMath), p 1.

18. Krucoff, Mitchell, and Crater, Suzanne (2001). Integrative noetic therapies as adjuncts to percutaneous intervention during unstable coronary syndromes. *American Heart Journal*. 142(5):760-769.

19. 同 11

20. Borg, J., Andree, B., Soderstrom, H., Farde, L. (2003) The serotonin system and spiritual experiences. *American Journal of Psychiatry*. Nov; 160(11), p 1965.

21. Janowiak, J. J., Hackman, R. (1994). Meditation and college students' self-actualization and rated stress. *Psychological Reports*. Oct. 75(2), p 1007.

22. Doolittle, B. R., Farrell, M. (2004). The association between spirituality and depression in an urban clinic. *Journal of Clinical Psychiatry*. 6(3), p 114.

23. Koenig, H. G., George, L. K., Peterson, B. L. (1998). Use of health services by hospitalized medically ill depressed elderly patients. *American Journal of Psychiatry*. p 155:536-542.

24. Borg, J., Andree, B., et. al. (2004). The serotonin system and spiritual experiences. *American Journal of Psychiatry*. Sep; 161(9) 1720.

25. Koenig H. G., et al. (1997). *International Journal of Psychiatry in Medicine*. p 27:233-250.

26. 同 18. 。

27. Koenig, H. G., Larson, D. B. (1998). Use of hospital services, religious attendance, and religious affiliation. *Southern Medical Journal*. 91:925-932.

28. McSherry, E., Ciulla, M., Salisbury, S., Tsuang, D. (1987). *Social Compass*. 35(4):515-537.

29. Rowan, D. G., et. al. (1995). Self-actualization and empathy as predictors of marital satisfaction. *Psychological Reports*. Dec. 77(3-1):1011-6.

30. Koenig, H. G., et al. (1998). The relationship between religious activities and cigarette smoking in older adults. *Journal of Gerontology*. 53: 6.

31. Schmitt, R. R., Marx, D., VonDras, D. D. (2003). Spirituality as a moderator of alcohol use and attribution processes in college students. Paper presented at the Psi Chi Undergraduate Research Symposium at UW-Madison Apr 26.

32. Kark, J. D., *et al*. (1996). *American Journal of Public Health*. 86:341-346.

33. Daaleman, T. P. , Perera, S., Studenski, S. A. (2004). Religion, spirituality, and health status in geriatric outpatients. *Annals of Family Medicine*. Jan-Feb 2(1), p 49.

34. Oxman, T. E., Freeman, D. H., and Manheimer, E. D. (1995). *Psychosomatic Medicine*. 57:5-15.

35. Powell, L. H., Shahabi, L., Thoresen, C. E. (2003). Religion and spirituality: linkages to physical health. *American Psychologist*. Jan 58(1), p 36.

36. Strawbridge, W. J., et al. (1997). American Journal of Public Health. 87:957-961.

第2章　完美的健康藍圖

1. Laslo, Ervin (1995). *The Whispering Pond: A Personal Guide to the Emerging Vision of Science* (Shaftesbury: Element Books).

2. Eddington, Arthur (1994). 引用自 Wald, George, The cosmology of life and mind in *New Metaphysical Foundations of Modern Science* (Sausalito: IONS), p 130.

3. Rumi, in Barks, Coleman (1995). *The Essential Rumi* (San Francisco: Harper-SanFrancisco), p 278.

4. Keller, J. C. (2005). Sacred minds. *Science and Theology News*. Dec p 18.

5. Cerinara, Gina (1991). *Many Mansions* (New York: Signet Books), p 82.

6. Graham, H. (2001). *Soul Medicine* (Dublin: Newleaf) p 253.

第3章　一位醫師對神聖治療的追尋之路

1. Nolen, William (1947). *Healing: A Doctor in Search of a Miracle* (New York: Ballantine).

2. 同上

第4章　靈性與科學從分流到匯合

1. Church, Dawson (2005). *Communing With the Spirit of Your Unborn Child*, 2nd ed (California: Elite).

2. Church, Dawson, ed. (1988). *The Heart of the Healer* (New York: Pengin).

3. Church, Dawson, ed (2004). *The Heart of Healing* (California: Elite).

4. Gaugelin, Michael (1974). *The Cosmic Clocks* (New York: Avon).

5. Dossey, Larry (2001). *Healing Beyond the Body* (Boston: Shambhala), p 235.

6. Craig, Gary (2008). *The EFT Manual* (California: Energy Psychology).

7. Felliti, V. J., et. al. (1998, May 14). Relationship of childhood abuse and household dysfunction to many of the leading causes of death in adults. The Adverse Childhood Experiences (ACE) study. *American Journal of Preventive Medicine*, 4 p. 245.

8. Church, Dawson, and Baker, Harvey (2008 (1)) Evaluating physiological markers of emotional trauma: A pandomized controlled comparison of mind-body therapies. Presented at ACEP conference, Albuquerque, NM May.

9. Church, Dawson (2008 (2)). Vets study The Treatment of Combat Trauma in Veterans using EFT (Emotional Freedom Techniques): A Pilot Protocol. Presented at ACEP conference, Albuquerque, NM, May.

10. Brown K, et. al. (2008). EMDR versus EFT versus waiting list control in PTSD. Clinical trial underway at Forth Valley NHS hospital, Britain.

11. Church, Dawson (2007 (1)). The effect of energy psychology on athletic performance. Presented at Meridian Conference, Toronto, October.

12. Deady, David (2008). Chronic pain in the elderly: The effect of EFT in reducing pain. University of Paisley, Britain, data gathering underway in 2008.

13. Church, Dawson (2007 (2)). *The Genie in Your Genes* (California: Energy Psychology).

第5章　當代傑出的靈能治療師

1. 引用自 Dossey, Larry (2001). *Healing Beyond the Body* (Boston: Shambhala), p 29.

2. Remen, R. N. (2005). *Recapturing the soul of medicine, in Consciousness & Healing* (St. Louis: Elsevier), p 446.

3. Dossey, Larry (2001). *Healing Beyond the Body* (Boston: Shambhala), p 26.

4. www.HarryEdwards.org.uk

5. 同上.

6. Cerutti, E. (1975). *Olga Worrall: Mystic With Healing Hands* (New York: Harper).

7. Grof, S. (2005). Psychology of the future, in *Consciousness & Healing* (St. Louis: Elsevier), p 265.

8. 同 6

9. Steven L. Fahrion, S. L., Wirkus, M., Pooley, P. (1992). EEG amplitude, brain mapping, & synchrony in & between a bioenergy practitioner & client during healing. *Bridges*. 3:1.

10. Spear, Deena (2003). *Ears of the Angels* (Carlsbad: Hay House).

11. Northrup, Christiane (2004). *Health Wisdom for Women*. Nov.

12. Randall-May, C. (1999). *Pray Together Now: How to Find or Form a Prayer Group* (Shaftesbury: Element).

13. 約翰・史威爾沒有網站。他白天看診,但會從語音信箱收信。他建議病人親自就診。

14. Eden, D. (1998). *Energy Medicine* (New York: Tarcher).

15. www.innersource.net/energy_medicine/case_history_em.htm.

16. Campbell, Rod (1996). *Healing From Love* (Auckland: Awareness).

17. 凱西解讀 167-1, M.24, 7/25/39

18. 凱西解讀 257-249, M.49, 12/5/42

19. 凱西解讀 1173-6, M.28, 1/14/36

20. 凱西解讀 1173-7, M.28, 11/28/36

21. 凱西解讀 281-24, Prayer Group Series, 6/29/35

22. Oschman, James (2000). *Energy Medicine* (London: Churchill Livingstone), p 107.

第6章　靈療大師的特徵

1. McCraty, R., Atkinson, M, and Tomasino, D. (2003). Modulation of DNA conformation by heart-focused intention (Boulder Creek: Institute of HearthMath), p 1.

2. Bird, C., and Tompkins, P., *The Secret Life of Plants* (Harper, 1989).

3. 心能商數學會網站：www.heartmath.org/ihm-action/press-room.

4. Rein, G., Atkinson, M., McCraty, R. (1995). The physiological and psychological effects of compassion and anger. *Journal of Advancement in Medicine*. 8(2): 87-105.

5. 同 3

6. Krivorotov, V. (1987). Love therapy: a Soviet insight, in *The Heart of the Healer* (New York: Aslan), p 138.

7. Sha, Z. (2006). *Living Divine Relationships* (San Francisco: Heaven's Library), p 46.

8. 同 3.

9. Church, D. (2004). *The Heart of Healing* (Santa Rosa: Elite), p 31.

10. Sha, Z. (2006). *Healing the Heart of the World* (Santa Rosa; Elite), p 109.

11. 馬太福音第 17 章第 18 節。

12. 約翰福音第 14 章第 10 節。

13. Langevin, M. (2006). *Healing the Heart of the World* (Santa Rosa; Elite), p 273.

14. 跟作者的私人談話。

15. Bailey, Alice (1999). *Esoteric Healing* (New York: Lucis).

16. 跟作者的私人談話。南利博士的內在諮詢課程，以榮格、馬斯洛與阿沙鳩里（Robert Assagioli）的理論為基礎。

17. 引用自 *Utne Reader* web site: http://www.utne.com/cgi-bin/udt/im.display.

printable?client.id=utne_web_specials&story.id=616.

18. Grauds, C. (2006). *The indigenous heart, in Healing the Heart of the World* (Santa Rosa: Elite), p 232.

19. 同 17

第7章　靈魂、心智與醫療的關係

1. Cruze, John Cerroll (1947). *The Incorruptibles* (Rockford: Tan).

2. James, William (1936). *The Varieties of Religious Experience* (New York: Modern Library). 這一節中引用的所有段落，都來自 77-124 頁。

3. *Random House College Dictionary*, (1984). (New York: Random House).

4. Dozor, Robert, (2004). *The Heart of Healing* (Elite: Santa Rosa), p 312.

第8章　重新定位靈性在醫療中的地位

1. Motz, J. (1998). *Hands of Life: Use Your Body's Own Energy Medicine for Healing, Recovery and Transformation* (New York: Bantam), p 81.

2. Oz, M., and Roizen, M. F. (2005). *YOU: The Owner's Manual: An Insider's Guide to the Body that Will Make You Healthier and Younger* (New York: Collins).

第9章　點燃靈性治療的火焰

1. *Newsweek* (2003), Nov 12.

2. *Time* (1996), Jun 24.

3. *USA Weekend* (1997), Apr.

4. Barnes, P. M., Powell-Griner, E., McFann, K., Nahin, R. L. (2004). Complementary and alternative medicine use among adults: United States, 2002. *CDC Advance Data Report #343*, in NIH *Focus on Complementary and Alternative*

Medicine. Volume XII, Number 1, Winter 2005.

5. Zhan, C., Miller, M. R. (2003). Excess length of stay, charges, and mortality attributable to medical injuries during hospitalization. *Journal of the American Medical Association*. Oct 8;290(14):1868-74.

6. Starfield, B. (2000). Is U.S. health really the best in the world? *Journal of the American Medical Association*. Jul 26:284(4):483-5.

7. www.garynull.com/documents/iatrogenic/deathbymedicine.htm.

8. Dossey, Larry (1996) *Prayer Is Good Medicine* (San Francisco: HarperSanFrancisco).

9. Nolen, William (1947). *Healing: A Doctor in Search of a Miracle* (New York: Ballantine).

10. Motluk, Alison (2005). 'Safe' painkiller is leading cause of liver failure. *New Scientist* 8. Dec 2529, p 19.

11. Vedantam, Shankar (2005). Study: new psychosis drugs no better than old ones. *Washington Post*. Sep 20.

12. 同 11.

13. Stein, R. and Kaufman, M. (2006). *Washington Post*. Jan 1.

14. Connor, Steve (2003). Glaxo chief: our drugs do not work on most patients. *Independent*. Dec 8.

15. Kelleher, Susan, and Wilson, Duff (2005). The hidden big business behind your doctor's diagnosis. *Seattle Times*. Jun 26.

16. 同 15

17. Ingelfinger, Franz (1977). Health: a matter of statistics of feeling. *New England Journal of Medicine*. Feb 24, pp 448-49.

18. *New York Times* (2006). Seducing the medical profession. Feb 2.

19. Brennan, T. A., et al. (2006). Health industry practices that create conflicts of

interest: A policy proposal for academic medical centers. *Journal of the American Medical Association.* 295:429-433.

20. Rubin, Rita (2006). Med schools urged to keep tabs on drugmakers. *USA Today.* Jan 24.

21. Osler, William (1943). *Aequanimitas* (Philadelphia: Blakeston).

22. Bernstein, R. K. (2003). *Dr. Bernstein's Diabetes Solution* (New York: Little, Brown).

23. Feinstein, D., et. al. (2005). *The Promise of Energy Psychology* (New York: Tarcher), p 14.

24. Gallo, F., and Vincenzi, H. (2000). *Energy Tapping* (Oakland: New Harbinger).

25. Craig, Gary. www.emofree.com.

26. Benor, Daniel. www.wholistichealingresearch.com/References/MBTs.asp

27. Shealy, C. N., Thomlinson, R. P., Cox, R. H. and Borgmeyer, V. (1998). Osteoarthritis pain: A comparison of homeopathy and acetaminophen. *American Journal of Pain Management.* Vol. 8, No. 3, Jul pp 89-91.

28. Ornish, Dean (1999). *Love and Survival* (New York: William Morrow).

第10章　靈性所具備的美好特質

1. Underhill, Evelyn (1993). *The Spiritual Life* (New York: Penguin).

2. Fillmore, Charles (1941). *The Twelve Powers of Man* (Missouri: Unity, sixth edition).

3. Ornish, Dean (1999). *Love and Survival* (New York: William Morrow).

第11章　將靈魂醫療當成基礎照護

1. 歐什曼引用 Albert Szent-Gyorgi 的話，Oschman, James (2003). *Energy Medicine in Therapeutics and Human Performance* (Edinburgh: Butterworth Heine-

man) p 33。

2. Benson, H., McCallie, D. F. (1979). Angina pectoris and the placebo effect. *New England Journal of Medicine*. 300(25): 1424-9 13.

3. Moseley, J. B., et. al. (2002). A controlled trial of arthroscopic surgery for osteoarthritis of the knee. *New England Journal of Medicine*. Jul 11. 347:81-88.

4. Baylor College of Medicine Press Release. www.eurekalert.org/pub_releases/2002-07/bcomsfc070802.php

5. Eskenazi, L. (2005). Transformational surgery, in *Consciousness & Healing* (St. Louis: Elsevier), p 123.

6. Graham, H. (2001). *Soul Medicine* (Dublin: Newleaf), p 245.

7. Fetissov, S. (2005). *Proceedings of the National Academy of Sciences*, 引用自 *The Economist*. Oct 1, p 75.

8. Marchione, M. (2005). Cancer survival tied to tumor size. Associated Press, Aug 7.

9. Schlitz, Marilyn (2005). The latest on prayer, touch and healing, in *Spirituality and Health*. Nov/Dec p 35.

10. Baltimore Sun (1999). Summarized at www.mcmanweb.com/article-18.htm.

11. Kirsch, I., and Sapirstein, G. (1998). Listening to Prozac but hearing placebo: A meta-analysis of antidepressant medication. *Prevention & Treatment*. Jun Vol 1(1) 2 [Article A].

12. 同 11

13. Moore, T. J. (1999). No prescription for happiness. *Boston Globe*. Oct 17.

14. Kirsch, I, et. al. (2002). The emperor's new drugs: An analysis of antidepressant medication data submitted to the U.S. Food and Drug Administration. *Prevention & Treatment*. Jul Vol 5(23) 2.

15. *The Economist* (2008). Hope from a pill. March 1, p 84.

第12章　修練靈魂，改造你的大腦

1. Motluk, Alison (2005). Placebos trigger an opioid hit in the brain. *New Scientist*. 22:00 23 Aug.

2. Whitehouse, David (2003). Fake alcohol can make you tipsy. Summary of article in *Psychological Science*, reported in *BBC News*. Jul 1.

3. Penfield W., Baldwin M. (1952). Temporal lobe seizures and the technique of subtotal temporal lobectomy. *Annals of Surgery*. 136: 625-634.

4. Penrose, Roger (2002). *The Emperor's New Mind* (Oxford: Oxford University).

5. Damasio, Antonio (1994). *Descartes' Error: Emotion, Reason and the Human Brain* (New York: Grosset Putnam).

6. Summarized by Blakeslee, Sandra (2005). Hypnosis can profoundly change the brain. *New York Times*. Nov 22.

7. 同 6

8. Twain, Mark (1889). *A Connecticut Yankee in King Arthur's Court* (New York: Webster).

9. *Science* (2003). Brain maps perceptions, not reality. Nov 4.

第13章　生物電的身心自療法

1. Oschman, James (2003). *Energy Medicine in Therapeutics and Human Performance* (Edinburgh: Butterworth Heineman), p 332。

2. 同上，p 8。

3. www.geocities.com/bioelectrochemistry/reymond.htm.

4. 同上

5. Gordon, Glen (2008). Protein iteration and cellular response to extrinsic electromagnetic forces. Paper presented at the 2nd International Conference on Bio-

informatics and Biomedical Engineering, Shanghai, May 16-18.

6. Davydov. A. S. (1987). Excitons and solitons in molecular systems. *International Review of Cytology*. vol 106, pp 183-225.

7. Oschman, J. (2005). The intelligent body. *Bridges*. Spring 16:1 p 14.

8. 同 6

9. Becker, Robert O., & Selden, Gary (1985). *The Body Electric: Electromagnetism in the Foundation of Life* (New York: Morrow).

10. 同上

11. Maret, K. (2005). Seven key challenges facing science. *Bridges*.
Spring 16:1 p 7.

12. 同 9

13. *Alternative Medicine* (2002). High technology meets ancient medicine.
Mar, p 93.

14. 同上

15. Spence, Graham (2002). 引用自 Donna Eden, *Energy Medicine* (New York, Bantam), p 299.

16. 在邦利醫師的網站上，有很多科學參考資料：www.magneticosleep com

17. Ho, Mae-Wan, 引用自 Oschman, James (2003). *Energy Medicine in Therapeutics and Human Performance* (Edinburgh: Butterworth Heineman), p 310.

18. Shealy, 1993.

19. Reich, Wilhelm (1982). *The Bioelectric Investigation of Sexuality and Anxiety* (New York: Farrar, Straus, and Giroux).

20. 同上

21. Burr, H. S. (1957). Harold Saxton Burr. *Yale Journal of Biology & Medicine*.
Vol 30. pp 161-167.

22. Oschman, James (2003). *Energy Medicine in Therapeutics and Human Perfor-*

mance (Edinburgh: Butterworth Heineman), p 271。

23. 同上，p 62。

24. 同上，p 76。

25. Junnilia, S. Y. (1982). Acupuncture superior to piroxican in the treatment of osteoarthrosis. *American Journal Acupuncture*. Vol. 10, No. 4, Oct-Dec pp 341-346.

26. Helms, J. M. (1987). Acupuncture for the management of primary dysmenorrhea. *Obstetrics and Gynecology* Vol. 69, No. 1, Jan pp 51-56.

27. Shealy, C. N., Helms, J, McDaniels, A. (1990). Treament of male infertility with acupuncture. *The Journal of Neurological and Orthopaedic Medicine and Surgery*, Dec. Vol. 11, Issue 4, pp 285-86.

28. Hanson, P. E., Hansen, J. H. (1985). Acupuncture treatment of chronic tension headache—a controlled cross-over trial. *Cephalgia*. Vol. 5, No. 3, Sep pp 137-142.

29. Ballegaard, S., et al: Acupuncture in severestable angina pectoris—a randomized trial. Medical Dept. P. Rigshospitalet, University of Copenhagen, Denmark. *Acta. Med Scand*. Vol. 220, No. 4, pp 307-313.

30. 同 22，p 266。

31. Wells, Steven, et al. (2003). Evaluation of a meridian-based intervention, emotional freedom techniques (EFT), for reducing specific phobias of small animals. *Journal of Clinical Psychology*, 59 (9), 943-966.

32. 同 22，p 334。

33. Feinstein, David (2008 (1)). Energy Psychology: a preliminary review of the evidence. *Psychotherapy*, June.

34. Feinstein, David (2008 (2)). Energy psychology in disaster relief. *Traumatology* 141:1, March.

第14章　阻斷疼痛的替代療法

1. Shealy, C. N., Mortimer, J. T. and Reswick, J. B. (1967). Electrical inhibition of pain by dorsal column stimulation: Preliminary clinical report. *Anesthesia and Analgesia Current Researchers*. 46, pp 489-491.

2. 利斯顧電刺激器（Liss Cranial Electric Stimulator）可購自以下地點：Fisher-Wallace Labs, LLC, 515 Madison Avenue, Suite 5W, New York, New York 10022, (917) 912-0629.

第15章　解碼慢性與自體免疫疾病

1. Selye, H. (1974). *The Stress of My Life: A Scientist's Memoirs* (New York: Van Nostrand Reinhold).

2. Benson, Herbert (2002). Interview entitled "Spirituality and Healing in Medicine" Ivanhoe Broadcast News Interview Transcript, Feb 4.

3. Snyderman, Ralph (2005). Creating a culture of health. *Spirituality and Health*. Dec, p 46.

4. Villoldo, Alberto (2000). *Shaman, Healer, Sage* (New York: Harmony) p 49.

5. Laslo, Ervin (1995). *The Whispering Pond: A Personal Guide to the Emerging Vision of Science* (Shaftesbury: Element Books).

6. Collinge, William (1998). *Subtle Energy* (New York: Warner), p 136.

第16章　如何找到適合你的理想治療師

1. Sha, Z. (2006). *Healing the Heart of the World* (Santa Rosa: Elite), p 109.

2. Benor, Daniel (1994). http://www.WholisticHealingResearch.com/Articles/IntuitAssessOverv.htm

3. Shealy, C. Norman (1996). *Ninety Days to Stress-Free Living* (London: Vega).

4. 《列王記下》第五章第 10-14 節。

第17章　突破對抗療法的極限，尋找一線生機

1. Snyderman, Ralph (2005). Creating a culture of health, in *Spirituality and Health*. Dec p 46.

2. 引用自 Kristof, Nicholas (2006). Leading the fight against obesity. *New York Times*. Jan 31.

3. Moss, R. W. (2004). *The Moss Reports*. #127 Apr 4.

4. Smith, R. (1991). The poverty of medical evidence. *British Medical Journal*. 303, 5 Oct.

5. Hildenbrand, G. L. et al. (1995). Five-year survival rates of melanoma patients treated by diet therapy after the manner of Gerson: A retrospective review. *Alternative Therapies*. Sep 1(4): 29-37.

6. 以下網站提供這三項研究摘要：www.oohoi.com/inner_self/spiritual-healing

7. Nicholas H., Oberlies, N. H., Croy, V. L., et. al. (1997). The Annonaceous acetogenin bullatacin is cytotoxic against multidrug-resistant human mammary adenocarcinoma cells. *Cancer Letters* 115. p 73-79.

8. Hirschberg, C. (2005). Living With Cancer *Consciousness & Healing* (St. Louis: Elsevier), p 163.

9. Washington Business Group on Health & Watson Wyatt Worldwide (2003). Creating a sustainable health care program. Eighth annual Washington Business Group on *Health Watson Wyatt Survey Report*.

10. Stewart, W. (2003). Lost productive time and cost due to common pain conditions in the US workforce. *Journal of the American Medical Association*. 290:2443-2454

11. Disease Management Congress (2003). *Employer Summit Highlights*.

Sep 29-30; San Diego, California.

12. McCarberg, B., Wolf, J. (1999). Chronic pain management in a health mainte-nance organization. *The Clinical Journal of Pain*. 15:50-57.

13. BBC News (2000). *Health*. Feb 2.

14. Colllinge, W. (1996). *The American Holistic Health Association Complete Guide to Alternative Medicine* (New York: Warner), p 31.

15. Wirth, D. (1990). The effect of non-contact therapeutic touch on the healing rate of full thickness dermal wounds. *Subtle Energies*. 1(1), p 1-20.

16. Feinstein, David (2008). Energy Psychology: a preliminary review of the evi-dence. *Psychotherapy*, June.

17. Herman, P. M., Craig, B. M., Caspi, O. (2005). Is complementary and alterna-tive medicine (CAM) cost-effective? a systematic review. *Complementary and Alternative Medicine*. 5:11 10.1186/1472-6882-5-11.

18. Dossey, Larry. (2001). *Healing Beyond the Body* (Boston: Shambhala), p 242.

19. McKeown, T., Brown, R. G. (1962) Reasons for the decline in mortality in England and Wales during the nineteenth century. *Population Studies*. 16:94-122.

20. http://www.ama-assn.org/ama/pub/category/12982.html

21. Keating, J. (1998). Chiropractic's quiet man. *Dynamic Chiropractic*. May 31, 16:12.

22. Loviglio, J. (2005). More traditional medical schools are including complemen-tary and alternative medicine. *Associated Press*. Jun 5.

第18章　心靈力量是醫療的明日之星

1. Oschman, James (2000). *Energy Medicine* (London: Churchill Livingstone), p 255.

2. Plante, L. (2005). Spirituality soars among scientists, study says. *Spirituality &*

Health. Nov 2.

3. Janisse, T. (2005). Through conventional medicine to integral medicine *Consciousness & Healing* (St. Louis: Elsevier), p 461.

4. Jewish Theological Seminary (2004). Survey of physicians' views on miracles. (New York: Jewish Theological Seminary). www.jtsa.edu/research/finkelstein/ surveys.

5. Woodcock, Alexander, & Davis, Monte (1978). *Catastrophe Theory* (New York: Viking Penguin), 9, quoted in Miller, William, 71.

6. Elder, C. et. al. (2007). Randomized trial of two mind–body interventions for weight-loss maintenance. *Journal of Alternative and Complementary Medicine,* 13:1, p 67.

7. *Fortune* (2007). Working together for a healthy USA. Feb 5, p S4

8. Barnes, P. M., Powell-Griner, E., McFann, K., Nahin, R. L. (2004). Complementary and alternative medicine use among adults: United States, 2002. *CDC Advance Data Report #343,* in NIH *Focus on Complementary and Alternative Medicine.* Volume XII, Number 1, Winter 2005.

9. Edison, Thomas, 引用自 Wayne, Michael (2005). *Quantum-Integral Medicine* (Saratoga Springs: iThink), p 159.

10. Gordon, J. (2005). The white house commission on CAM policy, in *Consciousness & Healing* (St. Louis: Elsevier), p 493.

國家圖書館出版品預行編目資料

靈魂醫療：療癒奇蹟大解密，喚醒內在豐沛的健康
能量 / 道森．丘吉，諾曼．席利作；謝宜暉譯 . -- 初
版 . -- 臺北市：三采文化 , 2021.04
　面；　公分 . -- (Spirit；28)
譯自：Soul medicine : awakening your inner
blueprint for abundant health and energy
ISBN 978-957-658-410-7(平裝)

1. 心靈療法 2. 靈魂

418.98　　　　　　　　　　　　109011891

◎封面圖片提供：
Matveev Aleksandr ／ Shutterstock.com

本書作者並未進行診斷，也不建議在未以直接
或間接方式諮詢醫師前使用任何技巧作為生
理、情緒或醫學問題的治療方式。有鑑於個人
健康情形因年齡、性別、病史、心理狀態和特
殊情況而異，建議您，若有任何不適，仍應諮
詢專業醫師之診斷與治療建議為宜。

suncolor 三采文化集團

Spirit 28

靈魂醫療：

療癒奇蹟大解密，喚醒內在豐沛的健康能量

作者｜道森‧丘吉 Dawson Church、諾曼‧席利 C. Norman Shealy　　譯者｜謝宜暉

企劃主編｜張芳瑜　　特約執行主編｜莊雪珠

美術主編｜藍秀婷　　封面設計｜高郁雯　　內頁排版｜曾綺惠　　校對｜黃薇霓

發行人｜張輝明　　總編輯｜曾雅青　　發行所｜三采文化股份有限公司

地址｜台北市內湖區瑞光路 513 巷 33 號 8 樓

傳訊｜ TEL:8797-1234　FAX:8797-1688　網址｜ www.suncolor.com.tw

郵政劃撥｜帳號：14319060　戶名：三采文化股份有限公司

本版發行｜ 2021 年 4 月 1 日　定價｜ NT$480